盧俊義——著

離開前的最後一課

與癌末病人的生命對話，25個看見愛與祝福的告別故事。

謹以此書，獻給

台北東門長老教會故 江顯榮兄與江陳阿香姊。

感謝他們夫婦和他們的孩子

對我在牧養工作期間、甚至是在我退休之後，

對我與我的家庭的照顧和深厚的愛。

目錄

CONTENT

推薦序

在「故事」中學習生命的功課

王博賢
台灣基督長老教會傳道師
新使者雜誌執行主編

「老師！為什麼我們要認識各個宗教啊？」

以前在馬偕專校生命關懷事業科兼課時，我主要教授宗教學概論及宗教輔導與助人技巧。一次有學生非常不解的提出了這個問題，畢竟，未來在考專業證照時，宗教學不是他們的必考科目。

我有點開玩笑的回答：「以後你們跟一個過世的基督徒阿嬤家屬說：『你們放心，阿嬤已經跟菩薩去修行了！』看阿嬤會不會從棺材裡跳出來：『我要去天堂看上帝啦！』」

儘管台灣走向世俗化（Secularization），但仍有高約百分之八十的民眾有宗教信仰，「宗教」也就在每個人面對「死」的路上扮演了重要的角色。不同宗教依它

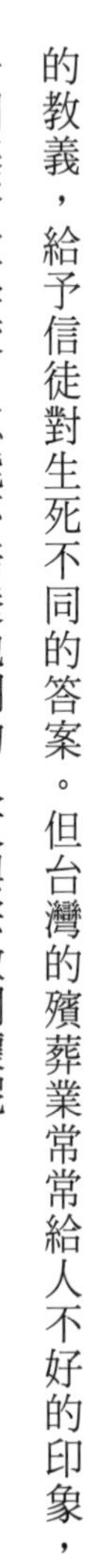

的教義，給予信徒對生死不同的答案。但台灣的殯葬業常常給人不好的印象，我在一個基督教學校，怎能不培養他們的人文與宗教關懷呢？

今天你閱讀到的這本書，就是人文與宗教關懷的實例，這裡有25堂離開前的最後一課的故事。重要的是，這些是一個個真實的「故事」。故事的力量讓我們可以真實的感受到情節中的高潮迭起或平淡真摯，人與人之間羈絆的親疏遠近，以及每一句對話之間的沉重或釋然。我們看見在真實又直接面對死亡時，故事中的主人翁真正的認識了「生命」的這一課，「未知生，焉知死」（論語．先進），被真實改寫成「未知死，焉知生」。

而故事中盧牧師以一個宗教師的身分穿梭於病房間，在對話中流露出基督宗教面對生死的智慧。你應該會感覺到心情隨著故事起伏，在看到有遠在異地的族人們願意輪班來陪伴這個浪子時，心中會有溫暖的力量；在讀到一位即將離世的母親，要為成年前的女兒在每個生日寫一封信時，你也許也會一陣鼻酸；在一位法師與盧牧師談論基督宗教時，或許你也會會心一笑、法喜充滿。這就是故事的力量。

在這些故事中，我們或許都可以看到一些共同的元素：真誠關心、詠唱詩歌與

質樸的祈禱。每個故事的主角都是直面死亡的，盧牧師的真誠讓他們負起責任去面對自己和問題，能「進入」自我瞭解之中，並在盧牧師與身旁伙伴的陪伴中，「掙脫」一個人的困境，更與永生的上帝連結。

這當中不可忽視的過程就是詠唱詩歌。改革宗神學家巴特（Karl Barth）是上世紀重要的新教神學家之一，一次他被學生問到：「對你而言，基督教重要的概念是什麼？」經過短暫的思考後，巴特回答說：「耶穌愛我我知明，因為記載佇聖經。」巴特用這首孩提時在母親膝上學的詩歌，回答這個可能是最困難的問題。

有聖詩學家說每首詩歌就是一部系統神學，整理了每一位聖詩創作者的神學觀念。而一遍又一遍唱著的我們，也透過自身所唱的，更清楚自己所信的。或許一個離開教會許久的基督徒聽到「至好朋友就是耶穌」的時候，仍然能想起他們過去在教會時所信的、所聽的。盧牧師帶著患者與周遭的人唱著，不只是獻上讚美，更是重塑唱者的所信。

然而，為我們基督徒而言同為重要的是祈禱，牧師所帶的每一個祈禱是如此簡短而樸實。盧牧師教患者如何祈禱，祈禱並不需要華麗的詞彙，因為在我們開口

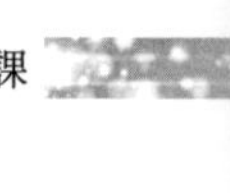

以前，上帝就已經知道我們心中所想了。因此用自己真誠的心、簡單的詞彙，就能對上帝訴說我們想對祂傾訴的事。讓我們在閱讀時，也還原這件困擾基督徒的事，「祈禱」不該是件難事，而是我們樸實自然的面對上帝，傾訴我們真實的心聲。

真誠關心、詠唱詩歌與質樸的祈禱串連了各個故事，讓「死亡」這件虛無縹緲、好像離我們很遠的、「人」最核心的課題，因為書中一段段真實發生的「故事」而不再遙遠，除了帶給我們對有限生命的哀慟，也成為帶領我們思考終極關懷的嚮導。讀到某些片段的時候，我們彷彿可以把自己帶入這個故事的每一個角色，或許你就是那個正在患病的人，或許你是個那個陪伴者，或許你是醫師，又或許你是護理師，我們都在當中看見了自己的生命，我們人生中的某一刻。

德國存在主義哲學家海德格（Martin Heidegger）說：「人是向死的存在。」既無法逃避，只能以正向、積極的態度去瞭解。因此向各位真心推薦這本書，透過閱讀這本書，在一個一個鮮活的「離開前的最後一課」當中，也看見自己的故事。期待我們有更新的洞見，讓每個人的生命可以得到一點點改變，找到自己身心安頓之處，也更加接近我們的生命泉源——上主，接近祂的愛。

推薦序

面對生命的課題

退休兒童精神科醫師　**宋維村**

許多民族的古老傳說，有非常長壽的故事。基督教聖經的〈創世紀〉第五章，也記載了以色列先祖一百多歲生育子女，活到八、九百歲的事跡，後來因為人類的敗壞行為，上主限定人的壽命只可到一百二十歲（創世紀6:3），於是人類要面對死亡，而帶以色列人離開埃及、建立祭祀及典章制度的摩西（梅瑟）就是活到一百二十歲（申命紀34:7）。

近代人的平均壽命到二十世紀中期只有四、五十歲，隨著戰亂減少，生活環境和營養的改善，抗生素和疫苗等醫療的進步，壽命逐漸延長。上網查金氏世界長壽紀錄，最長壽的是一位法國人，活了一百二十二歲又一百六十四天，第二是一位日本人（一百一十九歲一百零七天），第三是一位美國人（一百一十九歲九十七天）。

台灣衛福部每年九月重陽前發表百歲人瑞的統計，今年九月的百歲人瑞有五五二四人，女人瑞約為男人瑞的一．四五倍。以這個數字估計，每萬人僅有二．四人活到一百歲。全世界人口估計，百分之九十九．九八的人在一百歲前死亡。這表示面對死亡是每個人遲早要面對的事情，盧牧師這本《離開前的最後一課》討論的主題，是每個人都要面對的課題。

約四十年前，盧牧師在嘉義西門教會牧會時，辦了六十歲以上的老人營，要我去講面對死亡這個題目。那時我是還不到四十歲的兒童精神科醫生，臨終關懷（hospice）這個議題也剛開始在英國提出來，我對「面對死亡」這個議題的知識和經驗都十分有限，只能介紹艾立克森的「人生八階段生命循環」中，到第八階段老年時期面對的課題。我報告完畢，接著請教大家對死亡的看法及有何準備。這些老人家踴躍發言，大都說已經準備好最後要穿的衣服領帶鞋子，少數的說看好棺木，有一、二位說墓地準備好了。

我主動問有什麼放不下的或是有待處理的事情，卻沒有人接下這個問題發言。綜合這次和後來和一些老人家聊天的經驗，認為我們可以和老人討論死亡的問題，健康的老年人會想到並準備死亡的事，有不少人已經著手準備死亡之後的安排，但是似乎比較少思考或不想／不敢討論面臨死亡前的互動、生活、照顧等議題。而盧牧師這本書裡，有好些例子都是在討論突然要面對死亡時，自己、家人、相關的人可能要面對的議題，以及處理的可能方式，這對百分之九十九的人來說都是非常重要的。

盧牧師這本書藉著實例討論了好幾個面對死亡要處理的事情，譬如自己面對生命終點的心態、喪禮儀式、埋葬的地方和方式等實際的問題，此外，盧牧師用好幾個例子說明，生命末期的生活、照顧，尤其人際關係的處理是非常重要的，譬如給未成年的子女寫未來的生日卡、向重要的親友道別、對有心結的人和事要和解，還有盡可能完成最期待的心願等等，都是向生命道別非常重要的事情。

盧牧師用了不少篇幅討論面對生命終點的心情狀態：驚訝、慌亂、不知所措、擔心、害怕、生氣抱怨為什麼是我、向自己信仰的神討價還價、憂鬱失落等，這些都是常見的。要如何幫助面對這些真實情況的人呢？除了醫療諮商輔導，盧牧師說明個人的信仰扮演著重要的角色。這本書裡有好幾個例子，盧牧師自己參與病人的生命歷程，幫助病人從學習面對、處理，到接受生命終點。讀了這些人努力學習和修練的心路歷程，每一篇都讓我有深刻的學習，感觸良多，敬佩當事者的努力，相信他們安息後能達到他們信仰的福地。

面對這些真實的生命壓力，盧牧師教導病人祈禱、陪伴病人祈禱，因為祈禱讓病人不會感覺孤獨。他不只為病人祈禱，也為病人的家人、照顧者、醫療人員祈禱，祈求給予病人正確的、適合需要的治療和照顧。我特別佩服盧牧師對沒有信仰的人、其他信仰的非基督徒、不同教派的基督徒，都以相同關懷的心去照顧他們。第24篇〈和佛教法師相遇〉就是很好的例子。在這本書裡，引用基督教的聖經名詞，若是天主教的翻譯不同，他都用括號加上天主教的翻譯，這種寬大為懷的心胸，是我們要學習的。

這本書裡也討論了醫療制度的議題，譬如，多年來政府用公費培養照顧偏遠地區的醫生，卻仍然不能解決這些地區醫療資源不足的問題，讓病人就醫困難重重，甚至導致癌症的人口比例是全台灣之冠。面對台東的這種情況，經由許多有心人士出錢出力，醫護人員的實地下鄉奉獻服務，將這些資源串聯起來，而使台東的癌症服務起步，癌症的人口比例降低。盧牧師在其中扮演的協調、募款強力支援、宗教信仰團體的長期支持等重要角色，在第25篇〈串連起來的愛心〉有清楚的說明，令人感動。

這本書的例子中，有病人在一個醫院被三個科的醫生拒絕；有醫師看診時只對著電腦打字不看病人（當然也沒執行應作的身體診查）。幸而也有醫師不只詳細問診、執行身體診查、仔細察看各種檢查資料、詳實說明病情、討論診斷和未來診治方法，還會等候遲到的病人，關心病人的家庭、生活情形和心情狀況。自古以來，醫病關係在疾病診治扮演重要角色。醫者常常強調：良醫不只醫病，更重要的是醫人；醫者偶爾治癒疾病，常常減輕病痛，總是要安慰病人；良好的醫病關係能促進病人遵從醫囑，促進療效。

因此，那些不關心病人、不和病人互動的醫生，大概很快會被ＡＩ機器人取代。而醫療人員在養成的過程中，要更加強人性的互動，學習有效的互動技巧，並不斷練習至內化成自己的部分，而在互動中自然流露出來。希望醫療系統也要建立促進良好醫病關係的機制，譬如建立合適的轉診和預約制度、適當的初診和複診的掛號人數和診療費，而病人也要有耐心的等待和配合等，希望病人和醫療者都有良好的關係，進行疾病的診治。

盧牧師是著名的演講者，而且文筆流暢，著作等身。這本書討論的主題是每一個人都會面對的，他把實際的經驗擇要和大家分享，大家都可以從中得到有用的知識和技能，我特別推薦給大家，相信大家會喜歡！

推薦序

開啟探索生命的心門

和信治癌中心醫院主治醫師　**邱倫瑋**

盧俊義牧師最為人津津樂道的，就是喜歡開設查經班，帶人查考聖經。他在台北東門長老教會牧會期間，開設了好幾個查經班，其中之一為了方便青年學子參加，特別開設在晚上，每兩個星期一次，我很自然的在這個查經班中認識了盧牧師。

我依稀記得當時我還是受訓第二年的住院醫師，除了繁忙的工作與值班外，心中非常渴望學習看懂事物的本質，理解社會人事的是非對錯；希望能有一套放諸四海皆準的道理，可以用來面對每天照顧病人時遇到的難題。當時還是女友的太太，因為基督教家庭的背景，又認識盧牧師，就建議我參加盧牧師的查經班，或許可以幫助我從中找到答案。

在每兩個星期一次的查考聖經中，有一次聽到了盧牧師談到「基督徒應該要一手拿聖經，一手拿報紙」：要以聖經的教導，關心我們的社會，要與哀哭的人同哀哭，要時刻濟助孤兒寡母，與弱勢的族群站在一起。聽到這些話的當下，我突然心頭一震，想想這就是我要追求的人生道路了。

畢業後選擇進入和信醫院工作，接受訓練成為血液與腫瘤內科的專科醫師。常常有同學或朋友問我，在這家專門照顧癌症病人的醫院裡服務，病人多數都因為癌症而去世，難道不會壓力很大嗎？壓力確實如影隨行，特別是從受聘為主治醫師後，對病人的責任，從住院醫師時期階段式的照顧，轉而變成全病程的計畫與治療；與病人及家屬的連結，深厚而綿長，心情也常隨病人病情的起伏而變化。上下班途中思考病人治療的方針既是常態、也是習慣；偶爾早晨起床，突然發現前一天晚上的夢境，居然靈光乍現般的出現治療病人的解方，興奮的跟太太分享後，就急著出門前往醫院。

這到底是照顧癌症病人壓力的反噬，成為一種獨特的職業病；還是在陪伴病人的抗癌路上，受到病人生命故事的滋養，豐富我一年又一年的人生？無論是哪一種，我確實在年紀輕輕的時候，就幸運的擁有這個特權，開始從病人的生、老、病、死，接觸生命的本質，學習思考人生的意義。

盧牧師的查考聖經與病人的生命故事，不間斷的在我人生中來來回回。牧師在二〇〇六年受邀在和信醫院擔任宗教師，開始將聖經中關於生命的信息帶給病人與醫療工作者。人生為什麼有苦難？復活的意義是什麼？祈禱有用嗎？生病害怕怎麼辦？心靈的平安可得嗎？禱告可以治病嗎？不是基督徒，就不能上天堂嗎？死亡來臨時，要怎麼坦然面對？……諸多的人生議題，都在牧師這次的新書中，藉由陪伴病人抗癌的路上，娓娓道來。二十五個生命的消逝，不論富、貴、貧、賤，或青壯、或老朽，深刻而平凡。

隨著閱讀牧師書中的人、事、物，不禁讓我想起一位自己年輕時照顧過，在外商公司工作的單親媽媽。她的胃癌是一種戒形細胞（Signet ring cell）的癌症，惡性度極高，早早就轉移到整個腹腔，造成腸道嚴重的阻塞，無法排便；也影響膀胱的功能，需要放置尿管來協助排尿。同時因為腹腔壓力極大，她經常吐出腸道中的內容物，腐壞酸敗的味道，極為不舒服。

我們幫她放置了鼻胃管，讓這些內容物可以透過鼻胃管引流出來，不至於弄得全身狼狽，也建議她可以喝些茶或是清爽的飲料，來緩解口腔中令人不適的味道。她感謝我們為她所做的一切，可是在生命即將終了的時刻，誰會好好照顧她才剛念幼稚園大班的女兒，才是她心頭最掛念的事。當時年輕的我，除了充滿無力感，也疑惑一位單親媽媽已經夠辛苦了，為什麼病痛仍要降臨，孤單的女兒要何去何從？

我從參加盧牧師的青年查經班開始，到固定參加主日禮拜，繼而在牧師主理的禮拜中完成婚姻與受洗的生命之約，並且持續不間斷的在癌症的領域中照顧病人。對於很多生命議題的答案，我仍尋尋覓覓，可是從盧牧師這本書中，看到癌症病人如何面對生命的難題，探尋生命的本質，勇敢面對死亡的時刻，為我的尋尋覓覓指引出一個方向。

生命不是必然，我確信盧俊義牧師的這本新書，會協助我們開啟探索生命的心門。祝福閱讀本書的夥伴們，都會找到自己生命的意義。

推薦序

跟著盧牧師腳步，一窺宗教師的靈性關懷

淡水馬偕醫院院牧部牧師　**張軒愷**

醫院是一個很特別的場域，它承載了人生許多的悲歡離合。在這場域，除了有許多醫療人員參與其中，亦有不少非醫事人員穿梭其間，建構出一個全人醫療照護的場域。全人醫療之意涵，所指涉的是以病人為中心，提供包括生理、心理、社會以及靈性等方面的關顧。

靈性（Spirituality）對於許多人來說，好像似懂非懂且不易具體說出個所以然的概念。其所述說的是：人與生俱來的內在本質，是個人生命力量的來源。它關係著是否有足夠動力與復原力，在震盪中維持生命內在的穩定、平安與意義感。因此，人的靈性若是處於安適時，生命就會展現出平安、喜樂、幸福、意義、愛與被愛、饒恕等靈性穩定和諧之狀態。反之，則會產生不平安、失去意義及存在感、罪咎感、無法饒恕等困擾著靈性之狀態。這些狀態往往展現在尋求生命的意義、對生命的盼望、愛與被愛、寬恕與被寬恕、與神聖至高者的關係等面向中。

這仍是有點抽象的概念，若更淺白來說，靈性安適所涉及的就是生命與各樣關係的穩定與和諧。在人類生活中存有諸多的關係，可以簡單分成：天（跟至高者、神聖的超越者間的關係）、人（跟生命中各個他人間的關係）、物（跟世上各樣事物的關係，包含自然界、寵物、興趣、嗜好……等範疇）、我（跟自己的關係）四種關係。

跟天之間的關係，可視為垂直的靈性需求；而跟人、物、我之間，可視為水平的靈性需求，彼此間是環環相扣且互相影響的。當任何一個關係因著生命遭受到痛苦而出現了不穩定、不和諧、有所破裂或缺損之狀況時，就會觸及到靈性的議題，人就有可能會因著靈性的困擾或不安適，呈現前述的相關狀況。

靈性關懷（Spiritual Care）就是針對靈性困擾之人，透過關懷者積極傾聽、真實的陪伴、對生命的尊重，塑造一個安全且信任的療癒環境，使其可以安心且放心

地述說內心的不安、焦慮、恐懼、擔憂……等感受或想法，並且將焦點關注在其透露出的生命議題與故事，藉由持續對話梳理出核心議題，進而在對談中、在所引導的行動中，觸發或促進被關懷者與天人物我等關係的和諧與穩定。

盧俊義牧師長期以來在教會帶領信徒查考聖經，因此對聖經非常熟稔。此外，他長久以來也在不少的媒體頻道上介紹許多來台的外籍宣教師之生命故事、眾多台灣人在社會各角落中愛的故事。因此他以牧師（宗教師／牧靈人員）的身分出現在和信醫院的病房時，從基督教信仰的角度來說，他是在跟病人或家屬一起分享福音、談論信仰、省思生命；而從全人醫療的角度來說，盧牧師對病人或家屬所做的，乃是在進行靈性關懷。

當醫院社工師轉介病人或家屬給盧牧師時，就是病人或其家屬遭遇靈性困擾之時。盧牧師沉穩且充滿耐心的陪伴在病人或家屬身旁，就是在塑造一個信賴且安全的空間；當他耐心且專注的聆聽他們的故事，就是在梳理與確認他們靈性困擾的癥結點；盧牧師回應病人或家屬的談話，甚至引用聖經經文、吟唱詩歌、分享一些感動人心的生命小故事，都為病人或家屬的生命帶來啟發、安慰、鼓勵、支持……這

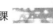

些都會為動盪不安的靈性帶來撫慰之力量，使其靈性獲得適切的關懷與照顧，進而能以平穩恬適之心來回應當下的生命景況。

盧牧師以流暢且平易近人的筆觸，將他在和信醫院關顧病人的故事記錄下來，不僅可以讓我們跟著他一起來到病房、進入到病人或家屬的內心糾結與掙扎之中，更可以讓我們透過這些記事來好好省思自己的生命、探詢跟自己生命有關的議題。除此之外，我們亦可以透過盧牧師的臨床工作，一窺宗教師（牧靈人員）在醫院如何展現靈性關懷。

推薦序

在裂痕中看見治癒的光

賴允亮
馬偕紀念醫院名譽顧問醫師
馬偕醫學院全人教育中心、醫學系教授

我的老師蒙特教授（Dr. Balfour Mount）曾說過一段話：「真正的治癒，並非依靠身體的健康或能力，事實上，可能是死亡，但是已經被治癒了。」有人解讀為死亡是一種治癒；也有人理解為治癒的本質，不在於外顯或有形的狀態，而是譜出生命意義與靈性的樂章。

這段話所要表達的精神，貫穿在這本《離開前的最後一課》書中。這本書既是真實現場的生命故事，也是作者盧牧師和每一篇故事主角的生命筆記和敘事告白。書中的故事大部分發生在主角面對疾病痛苦、死亡陰影、走向生命最後一哩路的時刻，就醫療數據與科學的實證而論，是無法治癒、死亡是不可避免的。但是最後你會看到，這些故事主角帶著希望與勇氣，感恩且平靜地向前出發，原本破裂的心被

治癒了，彷彿在他們生命的縫隙中，出現了細微的光。

這就是作者盧牧師無償且十八年來一直在做的工作。盧牧師擔任醫院的宗教師，與家屬和病人同一陣線，陪伴他們的病痛，傾聽他們的心聲，與他們一起面對生命中的那道裂痕，或許是恐懼、悔恨、憂傷、絕望、無助……最終能在裂痕中看見穿越進來的光，雖然光還不夠明朗，但已經讓治癒（healing）在當中運行，溫柔地浸潤每一個生命。

「每位病人都是我們的老師」是醫學院課堂中常常出現的提醒。近十幾年來，醫學人文教育在醫學相關科系中越來越受重視，甚至連已經執業的醫師、護理師、醫療人員、醫院行政人員等，都必須要有相關的持續進修課程。但是，醫學人文素養或醫療專業素養（medical professionalism）是否真的莫測高深、難以實踐？抑或是能夠靠著不斷取得學分而培養出來？簡而言之，或許就是一種能夠感動與同苦★的能力。

生命的旅程，脫離不了醫療。對病人和醫療人員而言，彼此都是生命的過客，但就是這樣的醫病相會，有機會讓彼此的生命發生改變，醫療人員可能改變了病人往後的日子、病人也影響了醫療人員的工作價值。若是從醫者失去了感動的能力、不再有柔軟的心，對於痛苦無法真切地感同身受（即同苦），那麼終究與冰冷的儀器一般。

在本書第四篇〈兩條餅乾和兩顆梨子的醫病關係〉中，呈現出「白色巨塔」中令人動容的醫病溫暖。醫師在看診時仔細做了理學檢查，再用聽診器仔細地聽前胸後背，不只如此，還耐心聽病人述說這一個月來在家的生活情形。看診結束後，這位從鄉下來的阿嬤，拿出一個紅白塑膠袋，裡面裝著她特地去柑仔店買的兩條餅乾和兩顆大梨子要送給醫師，一邊抱歉說送的是端不上檯面的「俗物」，一邊又擔心醫師看病看到很晚肚子會餓，所以需要吃一點東西。醫師也回阿嬤說，這是他看為至寶的禮物，是他最喜歡吃的餅乾。我想，這對醫師和阿嬤而言，都是生命中無可比擬的時刻。醫學人文中感動與同苦的重要性，也在這時刻表露無遺。

★compassion 通常翻譯為慈悲、憐憫、同理，但是字首 com 在拉丁文中是「一起」之意，而 passion 是「苦」，因此我認為譯為「同苦」更能代表這個字的真義。

回想許多令人懷念的前輩，靠著自己的雙手和一只聽診器執行醫療，並且透過與病人的交談、互動、認識，瞭解病史與生活習慣，進而做出正確的診斷，這樣的醫病關係與默契，實在為人津津樂道，也絕對可以重現於現今的醫療環境中。在本書的第一篇〈醫師，請多看我一眼！〉就道出了醫師只看著電腦，卻不知道來看診的病人是自己舅舅的荒誕窘境。同時也敘述了另一位張醫師，因為診療結束後觀察到家屬阿公的神情憂愁，進而拯救了一個幼小生命將要被賣掉的命運，阻止了一場人倫悲劇的發生。

在書中，盧牧師也不吝於揭露自己的生命經歷與實踐。在書中第二篇〈熱炒店廚師的最後約定〉，盧牧師也分享了自己在四十歲時寫下的遺書，來鼓勵病人和家屬先準備好自己的後事，除了避免事發當下亂了思緒，也可以讓在世的至親不必為了後事安排的抉擇承擔壓力、傷透腦筋，甚至親人之間因此失和。

在其他篇章中，也都能看到盧牧師不論面對信徒或非信徒、甚至是不同宗教的人，都能以開闊的心胸談論對於死亡的準備，也教導該如何讀聖經、如何向神禱告，甚至動員認識的人脈與資源，來為病人成就更大的幫助（例如最後一篇〈串連起來的愛心〉）。這樣的服務，絕對不是高端的醫療儀器做得來的。

醫學和神學，都是與生命有關的工作，都是做「人」的工作。盧牧師的這本《離開前的最後一課》恰好結合這兩個層面。這本書不僅適合一般讀者閱讀，透過誠懇又樸實的敘事文字，去思考生命的核心問題、學習面對生老病死的長途，也探尋疾病和苦痛到底是為了什麼，何處能有不致毀敗的心靈力量。對於醫學人文的課程，這也是一本值得推薦的延伸教材，能夠從書中看見醫療現場不同的醫病互動、療癒的本質，讓倫理關懷與專業素養重現於ＡＩ時代，讓醫療成為與人同苦的實踐者。

推薦序

向醫院的宗教師致敬

和信治癌中心醫院醫師 賴其萬

盧牧師是一位我非常景仰的基督教長老會牧師。二十幾年前我回到台灣，透過我的同學林信男醫師的介紹，我認識了他。當時我住在離東門教會不遠的地方，雖然沒有慧根，迄今始終無法找到任何宗教的皈依，但我曾經參加過幾次東門教會的活動，對盧牧師留下很深的印象。

後來，有幸能邀請他參加我們和信治癌中心醫院臨床倫理委員會，多年來幫了我們很大的忙。同時，他在百忙中，也在我們為了促進台灣社會醫病互相瞭解而成立的電子報「醫病平台」寫過幾篇有關宗教與醫療方面非常精闢的論述。就因為這些機緣，我義不容辭、不自量力地答應為他這本新作撰寫推薦序。

盧牧師這本書是他收集在和信治癌中心醫院無償擔任宗教師十八年裡，他照顧過的二十五位臨終病人的故事。坦白說，我第一個反應是我們醫院有那麼多康復病人的成功故事你怎麼不寫，卻偏偏要寫這種醫學上「失敗」的令人傷心的個案。但是當我讀完整本書之後，我瞭解盧牧師撰寫這本書的用心，他希望能有更多人瞭解這種快要離開人間的病人，還有許多我們可以幫忙他們與家人的事。

我們一般人在日常生活裡，很少有這機會像盧牧師這樣，他的「天職」就是要陪伴幫忙這些走在人生最後階段的病人平靜地走完全程。他在這本書裡，多處提到他因為穿著「黑袍」，而病人一下子就認出他是「牧師」，這使我不由得想到，我也是同樣穿著「白袍」，而別人一看就知道是「醫師」。我們的「制服」是「黑白分明」截然不同，但我們都是照顧需要我們照顧的人。而細讀這本書之後，我尤其感動的是他對自己所從事的工作所得到的「成就感」。相對於牧師，醫師在面對病人的最後階段，往往因為「醫療的失敗」而感到「遺憾」，但盧牧師卻能夠繼續提供病人及其家人所需要的幫忙，而獲得心靈上的滿足。

因為這本書是敘述作者照顧二十五個不同的病人在生命末期所遭遇的不同問題的故事，所以我選擇先以書摘方式，扼要地「逐篇介紹」盧牧師如何鼓勵病人與家屬面對人生的終點：

- **醫生，請多看我一眼**：病人內心所想的，通常不會顯露出來，除非是遇到關注的眼神，他才會說出他想說的問題。所以醫生應該多看病人，少看電腦，讓病人感受到醫生的關懷。
- **熱炒店廚師的最後約定**：「先寫下遺書，並不表示就會早死，但至少你有先將後事準備好」這句話會沖淡哀情，並且對病人家屬有意想不到的幫助。
- **不讓母親看診的女兒**：只一意要求牧師祈禱，而不願意讓病人接受醫療的家屬，最後牧師借助於臨床藥師的智慧與勇氣化解危機。
- **兩條餅乾和兩顆梨子的醫病關係**：描寫一位老病人如何表達她對醫生的感激之情，也希望醫生能夠珍惜這種溫馨真摯的醫病關係。
- **重新受洗的彭明敏教授**：這是一篇盧牧師對我所熟識而且景仰的典範彭明敏教授最傳神的敘述，細讀全文才能領會一個偉人最後皈依基督的心路歷程。
- **病房裡的復活節**：在病人最會感到孤獨的特別節日，訪視病人，並且選擇適當的經文一起朗讀或吟唱，因為環境較無喧囂，能使病人得到更大的慰藉。

- **天堂的藍圖**：對一個早年喪母、女兒早逝的乳癌末期的室內設計師，牧師勸她畫出天堂的設計圖，而成功地轉移了她死前的憤怒與不平。
- **放不下身障孩子的母親**：對一位罹患末期乳癌而擔心自己過世後，誰來替她照顧身障孩子的母親，牧師分享他如何幫忙這位病人在生前找到社工師將孩子安頓下來，使病人最後能心安離去。
- **浪子的哭聲**：牧師分享他如何開導一位罹癌末期的布農族年輕人，不要把生病當作上帝的懲罰，而且鼓勵離鄉工作的青年參加當地的禮拜聚會。
- **淚光閃爍的家庭會議**：病人問：「牧師，請你告訴我，要怎樣祈禱，上帝才會聽得到？」而盧牧師引用〈哥林多前書〉13章12節來回答。
- **不說話的病人**：人最大的疾病就是「孤獨」。雖然光靠祈禱不能治癒疾病，但能為病人帶來被關愛的感受，讓病人不再感覺孤獨。
- **七年後的擁抱**：一位病人還記得七年前牧師為她讀的兩條經文使他深受感動，給了他極大的鼓勵與安慰。
- **上帝會記得我嗎？**：牧師幽默的一句話化解了病人的不安：「上帝最喜歡聽

從來不祈禱的人的祈禱的聲音。你很久沒有祈禱了。」

- **傷心的老父親**：牧師分享他如何幫忙一位傷心的老父與分完家產的四兄弟，透過簡短的禮拜，他與他們父子一起祈禱，而神蹟出現，全家圓滿達成共識。
- **最溫馨的臨終相聚**：牧師分享一個真實的故事，全家人都因為病人的病情而變得更加親近緊密的故事。
- **計程車上的奇遇**：牧師分享因為搭錯了車，卻找到「迷失的羊」的故事。
- **牧師，請為我禱告**：以一位病人的一波三折的看診經歷，警惕醫療團隊注意自己照顧病人的態度。
- **感謝上帝，又讓我多了一天！**：一位以為自己只能再活四個月的肺癌末期病人，意外地因為接受治療，而多活了四年，見證了「喜樂如良藥使人健康」。
- **賺錢到最後一刻**：一位在生命的最後才要求施洗的病人的故事。
- **守在墓旁的男人**：描述一位女病人不願意在死前與深愛她的男友結婚，因為深怕這會影響男友將來談婚事有困難的故事，使男友瞭解而深謝牧師的陪伴，幫忙他重新開始他的人生。

- **「最好」的一種病**：牧師幫忙一位非基督教徒的癌症病人與受過洗禮的夫人領會「癌症是讓病人有時間好好準備生命大事的病」。
- **寫給女兒的十五張生日卡片**：牧師勸這位深知自己離世時間接近的國中老師，預先寫了往後十五年想對女兒說的話。
- **祈禱有效嗎？**：牧師利用這病人的故事，說出「真誠的信仰是需要時間培養的，無法一蹴可成」。
- **與佛教法師相遇**：牧師與一位本身是佛教法師的癌症末期女病人的對談，分享宗教界對勞工運動、社會不公不義的努力。
- **串連起來的愛心**：由一位台東癌症病人的遭遇，透過醫、護、藥等醫療團隊與宗教團體的努力，使和信醫院、台東基督教醫院成立了台東癌症關懷組織。

看完這本書，我相信讀者一定會同意，盧牧師處處以「同理心」將心比心地提供病人與家屬所需要的幫忙，同時也能以其宗教的背景給予病人與家人信心，來面對一般人很難面對的斷、捨、離。他以基督教的豐富學養，讓篤信基督的病人與家屬得到信心，再加上他即時釋放的幽默感以及發自內心的善念，幫忙病人與家屬在黑暗中看到隧道末端的亮光，並且能日以繼夜熱心服務病人與家屬，這種助人的態度是非常令人尊敬的。

想到這裡，我也才想起我這幾十年來在醫學教育的經驗，使我常這樣鼓勵年輕住院醫師：「當你送了照會單，邀請別科主治醫師來看你的病人時，你一定要抓住機會，學習別科醫師怎樣看病人，這樣你才能學到他們如何做出你所沒想到的診斷與治療。」如果「病人」、「家屬」、「主治醫師」、「護理師」沒有反對的話，我們是否也可以讓年輕的「習醫者」有機會學到「宗教師」怎樣幫忙病人或家人獲得他們所需要的「關懷」。

最後，我不禁想到當我還年輕力壯、日以繼夜地照顧病人時，最讓我感動的是有些病人或家屬，會對我說一句非常溫馨的話：「很抱歉我們剝奪了你與家人在一起的時間。」當我讀完這本書時，我想到盧牧師之所以能夠「樂此不疲」在醫院從事宗教師的工作，我就忍不住要對盧牧師娘致上最大的敬意，因為有她，盧牧師才能做了那麼多好事、寫了那麼多好書。

推薦序

因為有您，我再也不害怕死亡，也深信有復活等著我

壽山中會新希望教會牧師　**謝懷安**

也許我們不該把死亡當作是永久糟蹋生命的疾病，而是對生命疾病唯一的治療，死亡是把我們帶向上帝之旅程的最後階段。邪惡影響了所有在這墮落星球上的生命，唯有透過死亡——基督的死和我們自己的死——我們才能實現一種被治癒的狀態。

——楊腓力，《患難中的30個禱告》

死亡究竟是怎麼一回事？我的阿嬤曾經跟我講過一個關於我的故事。那是我第一次意識到死亡是什麼，也是生命的死亡之門頭一次在我眼前開啟一道縫隙，讓我

在那瞬間窺探到天堂的風景。

我的大姑姑腦溢血猝死，父親接到電報，先驅車趕回嘉義，我與妹妹則是由母親帶著，坐火車從台北返鄉奔喪。我擁有的記憶是，因為臨時買票，沒有買到坐票，只能隨機找空座位來坐，火車每停一站，我們就要把座位還給有買坐票的乘客，然後像偵探般在車廂中尋找新的空位。雖然過程奔波，卻因為不斷更換窗外視野，意外發現旅途中的小樂趣。

回到阿嬤的家，阿嬤見到我們回來，反而哭得更傷心。我靠上去，童言童語、懵懵懂懂地向阿嬤說：「姑姑是去美麗的天堂，那裡很好啊，不要再哭了。」

除去像這樣親朋好友先走，讓我親身品嘗從死亡而來的況味之外，生命向著死亡趨行而成長的人生路，特別是在學習如何成為牧師的功課中，引導我認識死亡的書，最深沉廣博的是伊莉莎白・庫伯勒－羅斯（Elisabeth Kubler-Ross）一系列有關生死學的著作。

至於面對親朋好友之喪，在生離死別的不捨與放下之間，引領我領受從永生安息中獲得安慰關懷之滋味的人，則是牧養我的牧者盧俊義牧師。同時，我也跟隨

他的引領，用同樣的方式去牧養接納我成為他們牧師的教會。就像伊莉莎白・庫伯勒－羅斯在面對臨終關懷的患者時，給予學生的提醒：「當您的反應能像個人而不是科學家，也許您就能不僅知道垂死患者的感受，還能夠以憐憫的心對待他們——就像您希望自己也能擁有的同樣的憐憫。」

盧俊義牧師是從二〇〇六年開始，受台北和信治癌中心醫院邀請，固定每週一次去陪伴罹患癌症、願意接受探視的病患，至今十八年。每逢我前往台北去拜訪他時，他總會向我敘說他在醫院裡，和他所關懷的病患之間一個又一個的故事。回頭，換我站上講台講道，我也轉述這些故事，作為我牧養教會信徒的養料，期待他們在生命平順時，能夠以此作為信念堅固的磐石，在危機時刻，也能夠坦然不慌張地面對生死，勇敢接受上帝掌管我們生命的「時」。

有一次，我引用了盧牧師的觀點講道：「如果可以有所選，癌症算是最好的一種病。之所以最好，是因為這種病不會讓患者措手不及就離開，癌症可以提供病人多一點時間準備後事。」（參考本書第21篇〈「最好」的一種病〉）我鼓勵信徒不要只會禱告，羨慕那種一覺睡醒就到天堂的猝死，而是要傳達：「生死之際能夠先

自我預備，患病中還能握有一些自我的抉擇，與所愛的人彼此陪伴，而不是完全操控在醫生的手與無情的命運中，你不僅是幸福的，也會留給家人幸福。」

禮拜後，有位信徒特別來回應我：「牧師，勸你最好不要這樣講，因為你不知道我爸爸的痛有多麼痛。看他整夜在客廳痛得睡不著……」他的父親亦是我牧養的信徒，是與我既友好又信仰虔誠的好同工。我回應說：「你們陪著他走這一段路，真的很辛苦，這的確不是我所能感受的。不過，人生的生死之痛無得選，只能面對與接受。但，重要的是不是遭遇什麼，而是在遭遇中，有人陪著他、提醒他、引渡他，在帶著痛楚向著另一端而去的道路上，與他一同因著今天的痛楚，而激發出更堅定的信心、更強烈的盼望，看向明天離去後的福分。」

伊莉莎白．庫柏勒—羅斯在她罹患癌症末期寫下的最後一本書《當綠葉緩緩落下》中，如此見證道：「我知道一旦我對自己的狀況不再有憤怒與焦慮，而能夠真正的放下時，便是離開的時候。患病而死是可以接受的，也是人生合理的一部分，甚至是幸福的。因為我們可以與所愛的人好好說再見，領受他們送別的祝福，並接受天使的歡迎，讓我們進入新天新地……」

謝謝盧牧師，願意將他在醫院陪伴癌症病患的口述故事，化為文字，成為更多人靈性生命的引渡人。多麼期待，這些生死的智慧被閱讀之後，當我們生命即將躍入終末那「時」，就能擁有永恆的意識，以敬虔的心接受自己生涯的曾經，安然邁步，走向上帝藉著耶穌基督為我們開啟祂同在復活的新生命。

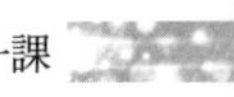

作者序

生命中不可或缺的要素

我是從二〇〇六年開始，受邀在台北和信治癌中心醫院服務的，迄今剛好滿十八年。

記憶中，第一次接觸和信醫院是在二〇〇四年，和信醫院在台北台泥大樓禮堂舉辦一場「從不同宗教信仰探討生命的問題」座談會，是由王金龍醫師主持，邀請了一位輔仁大學的神父（也是該校副校長）、一位法鼓山的法師，再者是我，三人一起會談。我記得當時看見整間大禮堂是座無虛席，滿滿的人潮。那時我在和信醫院只認識邱倫瑋醫師，他當時是住院醫師；另一位是在檢驗科服務的梁瑞芬姊妹，他們兩位都是我在台北東門教會的會友。因此，被邀請加入這場座談會，我自己也感到很興奮。

印象中，我有談到我每個月會有一次，帶信徒和大安教會的福音隊到台大醫院，去唱詩歌、傳講福音信息給住院的病人。沒想到，那次座談會之後不久，我就接到黃達夫院長的秘書來電，說黃院長邀請我去和信醫院，對全院員工進行專題演講。而那次演講之後，當時的社工室邱秋員主任就打電話給我，說院長夫人表示，如果盧牧師可以去台大醫院探訪關心病人，那希望盧牧師也可以到和信醫院協助關懷病人的工作。

我將此事跟我牧養的台北東門長老教會提出，經過小會（長老會議）的同意，從二〇〇六年的九月開始，我到和信醫院去服務，接著也被邀請加入「安寧團隊」與「醫學倫理委員會」的行列。

我每個禮拜會有一天到和信醫院探訪、關懷住院的病人，不久後，在檢驗科的梁瑞芬和在企劃室工作的江姿儀找我談，問我是否可以在和信開查經班？我說只要能找到「五」個人，我就開班。他們說絕對有，於是事情就這樣開始了，大家下班後，查經班開始，直到現在都沒有停止過。

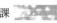

生命最重要的意義

除了教會牧養工作經常會遇到信徒生老病死的痛苦外，我也要辦理信徒或他們親人生病入院或是安息的各種後事，有時會友的親屬不一定有信耶穌，所以我接觸的對象也包括了非基督徒。這些經歷使我對生命的看法也有不一樣的心得：生命最重要的意義是什麼？特別是這十八年來在和信醫院服務的所見所聞，讓我的這種感觸更深。

身為一個傳道者，我常在想這件事：因為生物科技的發展很快，許多新的處方接續出現，在治療癌症這方面確實有了很大的幫助，許多癌症病人因此獲得醫治，但更多病人只是拖延了生命的歲月——有的人散盡家產，最後還是無法治癒；有的是家屬堅持一定要讓至親繼續存活下去，不計代價，即使他們明明知道病人活得很痛苦；有的是連表達治療意願的能力也沒有，需要倚靠許多醫療器材、藥品才能維持生命體徵……這樣的生命品質到底表達了什麼？有什麼意義？

還有一個問題我原本沒有想過，但因為在和信醫院服務，從病人口中一再聽

到，讓我也不禁陷入了深思：可否讓他們安樂死？但我知道，這個問題不是簡單的一兩句話就可以解答的。

在和信醫院服務，不僅是病人需要我的陪伴幫助，醫生、護理師、藥師、檢驗師和行政工作者也經常找我，談他們在工作上遇到的問題，有分享喜悅的，也有分擔苦悶、鬱卒的。但在其中，讓我深深體會到上帝奇妙作為的一件事，就是我在意想不到的情況下，促成了非基督教的和信治癌中心醫院，伸手幫助了台東基督教醫院設立腫瘤科，也幫助了天主教關山療養院和幾間中小學，甚至幫助了遠在深山裡的愛國蒲原住民基督教會所開辦的課業輔導班。這真是上帝奇妙的恩典。

很少人知道幫助原住民教會的課業輔導班有什麼意義，但是，只要教導這些從小就在教會長大的孩子學會以下三件事——不可以喝酒，也不能抽菸、嚼檳榔，更不許接觸毒品——在無形中就可以減少許多癌症的發生。而我最感欣慰的一件事，就是和信醫院有兩位優秀的護理長放下身段到台東基督教醫院，服務當地的癌症病人；一年後，台北國泰醫院的劉漢鼎醫師也受到感召，舉家搬到台東、進入基督教醫院，為病人帶來治癒的希望（第25章有更詳盡的敘述）。

單是這點，就值得感謝和信醫院對偏鄉地區弱勢族群無私的愛，而這也是我在和信服務最愛分享的故事之一。

有愛，賜福就更豐富

在和信醫院服務這十八年來，另有一件值得記錄下來的事，就是促成了伊甸基金會在淡水、台北和平西路等地設立「愛心小棧」，提供給來自偏遠地區的病人免費住宿。

伊甸基金會之所以會設立「愛心小棧」，是因為我在推動台東癌症醫療服務時，得知經常有病人是從台東轉送上來、到和信醫院治療，他們當中很多都是農民、原住民，在等病房空出來之前，常需要花一筆不小的費用在外面住旅館。當時伊甸基金會的執行長陳俊良夫婦是我的好友，他們知道此事後，馬上將自己在淡水的房子免費提供出來，讓病人和家屬住宿；後來和平西路上有一位老人家覺得這樣很有意義，也捐了自己的房子給伊甸基金會，分享給貧困、有需要的人使用。這使我深深感受到：有愛的地方，上帝的賜福就更豐富。

也因為在和信醫院服務，我深刻體驗到：有真實的宗教信仰，對生命的死之臨到，會更坦然面對，勇敢接受，不會害怕，這點是非常真實的。但要有這樣的信仰，需要用生命的時間去培養，而不是依靠大家常說的「臨時抱佛腳」就可以得到，這是沒有用的。

這本書所寫的都是我和病人之間互動的情形。可惜的是，我接觸過的病人相當多，無法全部記錄下來。而這本書能順利完成並出版，除了要感謝啟示出版社總編輯彭之琬女士，也要謝謝責任編輯周品淳小姐，她們兩人都經常鼓勵我將在和信工作的心得寫出來。

另外，我要藉著此書特別謝謝和信醫院所有社工師，他們是我在和信工作最棒的搭檔，沒有他們，我什麼也做不來。我也要謝謝和信一群可愛的義工們，他們常常會鼓勵我，也會跟我交換意見，分享服務病人的心得和交換意見。更要謝謝參加查經班的伙伴們，他們有醫生、藥師、護理師、檢驗師、行政工作者，我們會在查經班前後一起分享工作上的際遇，他們也一直是我最好的幫手，我若有事不能去探

訪所關心的病人，他們就會利用午休時間特地去探望，並讓我知道探訪的結果，好讓我在每天靈修祈禱中為病人和家屬祈禱。

最後，我只想再說一次：真實的信仰，是生命非常重要的要素，絕對不可或缺。這也是我想分享給所有讀者的真實建言，希望大家能透過書中的真實故事，獲得生命的靈光與啟發。

編注：本書所引聖經為《現代中文譯本2019——繁體版》。另外，本書出現的聖經名詞（例如章節名、人名）在全書首次出現時，以基督新教、天主教通用譯名對照的方式呈現，方便讀者閱讀。

01

醫生，請多看我一眼！

上主從天上俯視，他看見了全人類。他從自己的座位上觀看地上的居民。他塑造每一個人的思想，洞悉他們一切的作為。

——詩篇（聖詠）33篇13至15節

北部的一間教學醫院有位名醫，每天掛號都超爆。

有一天，這位名醫的舅舅去看這位名醫姪兒的診。這位年長舅舅受過日式教育，一切都按照秩序來，因此他沒有先讓姪兒知道，也不要家人通知這位姪兒他要去看診。就這樣，他到醫院後就在候診室等候，靜靜地看著手上的日文書，隨時注意著診間門口顯示的看診號數，同時也會注意診間的門開、護士叫號，避免稍有疏忽而過號。

足足等了兩個半小時，護士終於叫他進入診間。當他坐下，這位名醫盯著電腦螢幕問診，而他一直盯著姪兒看。這位姪兒名醫問什麼，他就答什麼。只見名醫不停地在鍵盤上敲敲打打。很快，不到一分鐘就結束了，然後名醫說：「好了，按時吃藥就可以了。」

護士叫他先到外面等候，繼續叫新的病人進入——還有很多人在等候這位醫生看診。一會兒，護士拿列印出來的慢性處方籤給他，要他去批價、領藥。藥局也要抽號碼牌，等了好一段時間才輪到他。

這位老人家回家後，女兒問父親說：「表哥看診時說了什麼？」老人家說：「他連看我一眼也沒有，都一直看電腦、打電腦。」這位女兒很不高興，馬上打手機給表哥，問他：「知不知道舅舅今天去看你的診？」這位名醫回答說：「有嗎？」

要多看病人的臉，而不是電腦

前面說的是真實故事，可不是笑話！

一九九五年彰化基督教醫院創辦一百週年時，特地邀請「細漢蘭醫生」（該院創辦人蘭大衛醫生，我們通稱為「老蘭醫生」，而「細漢蘭醫生」就是他的兒子）回來彰基參加週年慶典。他抵達醫院後，看到醫生們的診間都有電腦，每位醫生都很專注地盯著電腦看，連當時的院長黃昭聲的辦公室都擺上了好幾台電腦。

他一看，就知道院長最關心的是什麼。於是他演講時就說了這樣的話：「當醫生的，應該要多看病人的臉，而不是電腦。」他這話一出，全場聽他演講的人都笑出聲了。

確實，早在二十多年前，細漢蘭醫生就已經說出了事實，那就是看著病人的醫生越來越少，而病人期待醫生看自己一眼的呼聲和盼望是越來越多。

我認識的張姓小兒科醫師就是會關懷病人的醫生。他從美國回來，特地到台灣最南端的一間地區醫院服務。他回來後不久就曾感慨地呼籲說：「醫生不要老是盯著電腦螢幕，看診時多看病人的臉上表情吧！」

這位張醫師說了他的親身經歷故事。

有一天，一位阿公帶了一個四歲的孫女來看診，因為小女孩無法述說身體的不適，因此問診時，都是跟這位阿公對話。經過張醫師仔細檢查後，確定只是一般感冒引起的發燒，應無大礙，於是張醫師對這位阿公說：「不用擔心，我開藥給你，藥局的藥劑師會告訴你怎樣給孫女服用，應該三日就會康復了。」

張醫師說，通常當父母的聽到醫生這樣說，就會牽著小孩的手，帶著微笑對醫生說聲「謝謝」，有的父母還會教小孩向醫生敬禮表示禮貌和謝意，之後才離開診間。但張醫師卻發現這位阿公臉上的表情帶著憂愁焦慮，有點欲言又止的表情。張醫師在美國行醫三十多年，感覺不太對勁，心想：莫非是這位阿公身體有病、不舒服？於是他請這位阿公坐下來，關心地詢問。

起先，這位阿公只說：「我不知道該怎麼說。」然後又說：「我也不知道該不該說……」張醫師跟他說：「沒有關係，你有什麼困難讓我知道，我看看能否幫得上忙。你說說看，沒有關係。」張醫師對護理師使個眼色，護理師就退出診間。這時張醫師又對這位阿公說：「現在這裡只有我們兩個人，其他人聽不到，你儘管說說看。」

這位阿公終於道出原委。原來，他憂慮的不是小孫女的發燒，而是媳婦準備要將這個孫女用四十萬元賣掉！因為媳婦吸毒欠錢，而阿公的兒子在台中的工地做工，收入有限。張醫師聽了之後，知道事態嚴重，隨即向醫院的社工師說明此事，醫院社工很快聯絡縣政府社會局緊急處理，阻止了一場悲劇發生。

會看人的和信醫師

去過和信醫院看病的人，大多會認同和信的護理人員態度親切，醫生更是「頂真」（台語，指做事認真細心、毫不馬虎），當然，偶爾也會有幾個醫生並不如此，但大多數都值得信賴。

和信醫院的醫生至少有兩個診間，這樣，正在被看診的病人和下一個等待看診的病人，是不會在同一診間相遇的，更不會聽到醫生對前一個病人講話的聲音。光是這點，恐怕就是一般醫院所沒有的。

病人在初診報到時，專科護理師就會詳細詢問一些必要的資料；醫師看診時，除了先細看這份報告，還會根據這份報告仔細地加以診治和判斷，給病人許多重要的建議。初診的病人通常都會看三十至四十分鐘之久，超過一個小時也是常有的事。若是回診的病人，則可能會看上二十分鐘左右。因此，在候診室等候超過一個小時的情況並不少見。

有些病人等得很不耐煩，會在醫師診間外的候診室大聲咆哮。但等到咆哮抱怨的病人進入醫師的診間、看完診後出來，包括陪伴病人的親友，幾乎都會因為詳細的看診服務而對不久前在候診室大聲抱怨的行為感到「不好意思」，甚至會到櫃台對工作人員表示歉意。

早在醫界開始使用電腦之前，當時擔任彰化基督教醫院院長的細漢蘭醫生就這樣說過：「人生病有一個很重要的原因，就是心裡不平安，而這點是機器檢查不出來的。」他提醒醫生們要注意，不要只注意看各項檢查報告，因為心裡不平安是機器檢查不出來的，卻可以從人臉上的表情看出來。

電腦對醫療確實幫助非常大，可以存檔病人所有的資料，醫生也可以上雲端去查看病人所有病例，以及服用過的藥物。但請不要忘記，人跟機器不一樣，無論科技多麼先進，就是看不出人的心思意念。這讓我想起張醫師說的：「醫生要多看病人的表情。因為身體的不舒服，會反映在人臉部的表情上。」

因此，多些時間和病人面對面說話，會讓治療更有效！這也是我們為什麼會常聽到一些病人因為醫生的親切仔細問診而這樣說：「醫生，我一看見你，病就好一半了。」

ＡＩ和真實的人的差別就在於：人工智慧可以判讀出病人的身體哪個部位有異狀，卻讀不出病人內心想要說的話。因為人內心所想的，通常不會顯露出來，除非是遇到信任的人。而醫師與病人之間能否建立起信任關係，往往只看醫師的目光是停留在冰冷的電腦螢幕上，還是活生生的病人臉上。

02

熱炒店廚師的最後約定

你們心裡不要愁煩；要信上帝，也要信我。在我父親家裡有許多住的地方，我去是為你們預備地方；若不是這樣，我就不說這話。

——約翰（若望）福音14章1至2節

這位病人姓鄭。若不注意看，還真的不知道他身上有一半都是紋身。

我很想請他掀開衣服給我看看是紋了什麼圖像，因為我過去在武陵外役監獄服務時，看到的黑道大老幾乎都是紋整隻龍，龍身在全身前後環繞著，龍頭在肚臍上，用粉紅色紋成一粒珠。但這位病人身上的紋身，我只看到小腿、肩膀，可猜想胸部一定有。

我們認識之後，他知道我想看，就主動解開衣服鈕釦讓我看個夠。結果他紋的不是龍，而是一些圖像。經過幾次探望交談，我才知道他原本是在北投地方一家熱炒店當廚師。

有一天他發現左肩會疼痛，起先他到藥房購買止痛藥，或是買藥布貼上。後來發現疼痛越來越嚴重，甚至左手有抬不起來的現象，感覺不對勁，趕緊到一家醫院就診。他的姊姊是護理師，建議他轉到和信醫院，經過檢查之後，知道疼痛原因是腫瘤壓迫到神經，卻找不到腫瘤原發處。

醫生開始進行電療。他為了養家，每次電療之後就馬上回去工作，等到下班回家，已經沒有多餘的力氣，只能坐在電視機前打盹，不想和妻子講話，也不希望孩子來吵。過了一段時間，電療的療程結束，他覺得左手臂越來越沒有力氣，醫生囑咐要準備進行化療了。這時他才驚覺身體已經不再像過去那樣硬朗，因此向老闆辭去工作，專心治療。

他的太太原本就是基督徒，屬於「召會」的系統，在信仰上很活躍，也時常祈禱、讀聖經，信徒之間的關係相當緊密。她原本在淡水的漁人碼頭賣包包，生意非常好，直到結婚、懷孕了，才辭去工作。

會認識她的先生，是有個送貨員經常送貨到她們店裡，跟她很熟，就介紹鄭先生給她。沒想到鄭先生跟她認識沒多久，就說要娶她，他們就這樣結婚了。鄭太太很聰明，結婚後並沒有逼先生一定要跟她信耶穌，但她內心其實很希望先生跟她去聚會。她曾向先生提過信仰的事，但先生連聽都不聽。她後來想想，認為這樣也好，只要先生不阻止她去參加教會聚會就好。

直到先生病了之後，教會小組的兄姊都在為她先生祈禱，才逐漸讓鄭先生發覺有信仰確實很重要。他第一個感受到的，就是信仰團契的溫暖，然後他體驗到信仰可以幫助自己增添生命的信心和力量。於是，他開始跟太太去參加聚會，也學習認識基督教信仰。

每當小組聚會、讀聖經，他會很認真地將聖經經文記起來。當他聽到小組兄姊在祈禱時，他也跟著祈禱。別人聽祈禱時會回應說「阿們」，他把這個也學了起來，這句「阿們」就成為我每次與他談話時，他最常講的口頭禪。

他們夫婦也常跟我談及有關信仰的問題。考量到鄭先生是初信者，我就從怎樣祈禱開始教導，也會解釋祈禱的意義，以及祈禱最後「奉耶穌的名」和「阿們」這

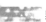

兩句經常聽到的話的意義。漸漸地，我也會告訴他們基督教信仰談到生命之主上帝的特性。我不太希望鄭先生的信仰是「拿香跟著拜」，這樣的信仰並沒有意義。

孩子是最大的安慰

鄭先生和太太育有兩個孩子，大的是男生，現在要升國小五年級；小的是女生，即將讀幼稚園大班。他說：「我生了這種病之後，不能工作，幸好以前有買足夠的保險，可以減輕醫療上的負擔。我太太也為了照顧我而辭職，因為我們夫婦兩人都沒有工作，有向政府申請低收入戶補助，現在生活就是倚靠這種補助金，而房子是向大舅子租的。」

他們夫婦最大的安慰，就是兒子雖然只有國小四年級，卻很懂事。每當鄭先生出院回家，兒子都不會去吵他，讓他可以好好休息。當他要到醫院回診而太太需要照顧小女兒時，兒子就會陪他到醫院，甚至知道怎樣辦理住院相關手續。年幼的兒子也沒有因為父親頻頻進出醫院，不能在家陪伴他和妹妹，就疏忽了學校功課。鄭太太說，兒子的功課一直很好、很穩定，老師非常疼愛他。

有一次去探訪，正好他太太回家去處理事情，就是這孩子在病房陪伴。當我進入病房時，鄭先生跟孩子介紹說：「這是牧師，來看爸爸的。」這孩子馬上就說：「牧師好！」然後手腳很快去拿椅子給我坐。這讓我想起一段話：「在艱困環境下成長的孩子，會早熟，且生命的耐力比較強。」

鄭先生告訴我，他最大的心願就是陪孩子長大，但他很清楚自己的身體狀況不是那麼樂觀。而鄭太太也很辛苦，不但要照顧先生，還要照顧兩個幼齡的孩子。壓力與忙碌之下，她說自己的頭也常會疼痛，因此在馬偕竹圍分院掛中醫治療。

有幾次我去探訪，她原本正要離開去做針灸，但因為我去了，她就留下來陪先生跟我談信仰的事。有時我會講故事給他們聽，有時傾聽他們述說在醫療上遇到的困難。例如有幾次鄭先生出院回家，將自控式止痛劑（Patient Controlled Analgesia, PCA）連同盒子一起帶回去。可是每次在家裡剛掛好，盒子就一直發出嗶嗶聲，無法順利運作，只能又回到醫院來。後來在護理人員幫助下，他終於可以在家裡打止痛劑，不用繼續住院，即使如此，還是有很多時候痛到無法忍受而再次

回到醫院。

從第一次發作開始，已經過了三年，左肩的腫瘤就是無法動刀處理。其實，剛開始治療的一年多，情況都很順利，但鄭先生認為自己已經沒事了，就恢復以往喝烈酒、抽菸、嚼檳榔的習慣，導致原先的病症再度復發。醫生很無奈地說：「怎麼不聽勸告呢？這次恐怕麻煩更大了。」

雖然醫生努力控制他病處的疼痛，但顯然藥效還是相當有限。他太太也到處去詢問，各種打聽到的「撇步」都用上了，只盼能看到一些希望。然而，日子逐漸過去，夫婦倆對「能止痛又能康復」的期盼越來越低，接著，鄭先生有一天突然想到：若是離開世上的時刻即將來臨，他要怎麼辦？

四十歲的遺書

有一天，我去醫院工作時，就先和他的太太懇談此事，也就是要她有心理準備，先生可能剩下的時間不多，表面上看起來好像沒有什麼變化，但實際上並不樂觀。我說：「這日子遲早會來到，我們信耶穌的人沒必要避談生命結束的事。可以先準備起來，到時就不會亂了心緒。」

聽我這樣說，她紅著眼眶說：「牧師，其實我也知道。只是在他面前我必須表現出很堅強、好像沒事的樣子。另外，我有私下找過禮儀公司，詢問處理後事的費用。」她又說：「本來婆婆聽到他想要『花葬』，就非常生氣，表示絕對不可以，一定要我去買個塔位，但那又要花一筆錢，我們現在完全沒有收入，是靠政府的低收入救濟金在生活，買塔位真的很困難。不過，如果我先生能自己去跟媽媽說他要花葬，媽媽就比較聽得進去。」我說：「好，等一下我去看他時，會順便跟他說這件事。」

我跟他太太談完後，就到病房去探望他。一開始是聊家常，然後我提到自己在四十歲生日那天，想說自己所剩生命可能不多，便寫了「遺書」。內容除了交代將兩個尚且年幼的兒子托最小的弟弟照顧、扶養外，也希望太太再嫁。我將遺書刊登在教會刊物中，結果教會姊妹痛罵我一頓，說「牧師娘要不要嫁，不用牧師管」。

在我六十歲生日那天，我又將之前的遺書拿出來修改。因為兒女都已經長大，不用么弟扶養了，而我太太也已經快六十歲（她差我一歲），可以不用再嫁了。結果又被教會的姊妹罵說：「你們男人很奇怪，到了八十歲喪妻，都會想再娶。為什麼我們女人六十歲不可以再嫁？很奇怪耶！」

他們兩人聽到這裡，笑到左肩和頭都不痛了，鄭先生還問我說：「牧師，你怎麼會寫這樣的遺書？」

我順勢跟他說：「先寫下遺書，並不表示就會早死，但至少你有先將後事準備好，因為我們的生命不知道什麼時候會發生意外。我也有交代兒女，當我去世後，把身體可以捐獻的器官全部捐給有需要的人，剩下的全都火化，然後拿去花葬。」他聽到馬上接口說：「牧師，我也是想要花葬。」我說：「那你要先跟老母說好。若她親耳聽到你這樣說，你太太辦理你的後事時，就不會多出不必要的困擾。你也可以先寫下來作憑據。」他點頭表示同意。我可真的希望他會這樣做。

我也跟他們夫婦說，離開這個世界，是到上帝為所有信耶穌的人所安排的天家去。於是我讀了一段經文給他們聽，他也拿起放在病床邊的聖經跟著翻閱。我讀〈約翰福音〉14章1至2節，我說這也是耶穌對跟隨他的人所說的：「你們心裡不要愁煩；要信上帝，也要信我。在我父親家裡有許多住的地方，我去是為你們預備地方；若不是這樣，我就不說這話。」

夫婦兩人都紅了眼眶。我帶著他們祈禱，之後要離開病房時，他們異口同聲地說：「牧師，下禮拜還要再來看我們喔！」我說：「一定會的。」就這樣，結束了當天的探視。

最後一次探訪時，他已經戴上氧氣罩，並且需要隨時抽痰才能減輕痛苦。他用微弱的聲音告訴我說：「牧師，我知道時間快到了。上次答應你出院後要煮一頓好吃的料理與你分享，現在只能等到天上相會時才有辦法了。」我跟他說：「你就安心地去吧。我也會去。咱天上相見，那時你就可以大顯身手，炒一頓佳餚跟我分享。」

他聽了臉上露出笑容。我帶著他祈禱，懇求上帝賜給他平安的心靈，也懇求上帝眷顧他的妻兒。

五天後，我接到通知說他安息了，享年才四十九歲，國小五年級的兒子趴在他身上哭了好一陣子。至今我仍不時想起我們的天上之約，我想，那將會是我吃過最美味的熱炒料理！

03

不讓母親看診的女兒

喜愛知識的人樂於受教；唯有愚蠢人憎恨規勸。

——箴言12章1節

這是發生在二〇〇七年，我剛到和信醫院不到一年的事。當時很挫折，差點哭出來！我心想：若是醫院從此不再讓我去服務，這不但是我個人丟臉，也羞辱了我所牧養的東門教會的名。

事情是這樣的。

一對夫婦在女兒的陪同下來到和信醫院就醫，這位婦人在外院檢查，罹患乳癌二期，主治醫生要她馬上辦理住院，做進一步檢查。辦好入院手續並進入病房後，女兒隨即到護理站詢問：是否有牧師？護理站說「有」，於是很急著要護理站的人

找牧師去探望。

當我踏進病房時，婦人躺在病床上。她的先生看見我馬上站起來，並且將病床背升高，讓太太可以直著身子跟我談話。我在病床邊，這位先生站在我對面的病床邊；女兒站在門邊，很親切地跟我打招呼。

病人的先生向我解釋說：「我太太原本在新竹醫院當志工。有一天洗澡時摸到胸部有硬塊，就去掛診看醫生，醫生的診斷結果是乳癌第一期，建議開刀治療。可是我女兒說這種病只要祈禱就會好，所以帶母親到教會去。其實，我們夫婦都沒有信教，是女兒很熱心，說她的教會傳道者和一群會友每天都會為我太太祈禱，這個病就會痊癒。

「我們聽女兒的話，也在每個禮拜天跟著女兒上教堂去參加禮拜，每次禮拜後，牧師和許多姊妹都會來為我太太祈禱。就這樣，約經過半年，我太太覺得乳房的硬塊似乎有變大的感覺，再回醫院檢查，醫生說已經第二期了，必須馬上住院開刀。我們一聽不對勁，堅持趕緊轉到和信來就醫。今天醫生有來過，他說需要更詳細檢查，才能確定要怎樣處理。就這樣，我們轉到和信這裡來。」

這時，女兒站在門邊，一句話也沒有說。

我聽了之後，跟這對夫婦說：「當你們發現病況時，應該是馬上跟醫生討論治療方式，而不是明明有醫生，卻放著不去治療，用祈禱來治病，這不是正確的信仰認知。祈禱當然很重要，但不看醫生，只想藉著祈禱來治病，這很像是在試探上帝。」我再次重申：「醫生是上帝賞賜給人類最好的禮物之一，是我們生命的好幫手。祈禱固然重要，但有病一定要看醫生。」

我講到這裡時，這女兒突然打開病房的門跑了出去。接著，我聽到有人在護理站大聲咆哮，但聽不太清楚咆哮的內容是什麼，只聽到「這樣的牧師！」之類的話。

我繼續跟這對夫妻說，他們需要的是向上帝祈求，賜給他們平安的心靈，不要懼怕；也要為醫生祈禱，懇求上帝賜給醫生知識與智慧，知道怎樣治療他太太身上的疾病。

我的話還沒講完，突然聽到護理長在門口叫我，跟我說：「牧師，這裡有緊急的事，請你先出來一下。」我連為病人祈禱的時間也沒有，就走出病房。

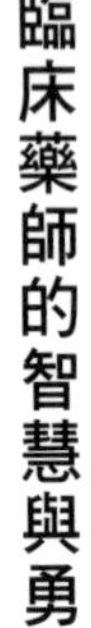

臨床藥師的智慧與勇氣

護理長一邊走一邊問我：「剛才和病人說了什麼？」因為病人的女兒非常生氣，說醫院怎麼會聘請我這樣的牧師！就在這時，我聽到病人的女兒還在護理站大聲叫說「應該要把這牧師開除……」等等一些難聽的話。護理站的護理師和行政工作者沒人回應她，她們知道護理長已經在跟我談了。

在護理站的走道上，我和護理長說明了這位病人的先生跟我說的話，以及我回答的話。護理長聽了之後安慰我說：「盧牧師，不用擔心，我會處理的。」

我回到辦公室後，完全沒有心情再去探望其他病人，也去向社福室主任報告剛才發生的事，以免醫院高層查問時，主任不知道實況。

「我所受的神學有錯誤嗎？不會吧？」

「這是哪一種教會教導出來的信徒？認為生病不看醫生，只要向上帝祈禱就好；病情加重時又該怎麼辦？」

各種思緒在我腦海中交錯閃過，一時之間心情難以平靜。

過了下班時間，因為我在和信醫院也開了查經班，只要有興趣的人都可以參加，不用報名。當天的查經班開始前，大家看我面帶憂愁，就問我有什麼心事。我說出下午探訪病人遇到的事件，其中一位資深臨床藥師聽了就說：「盧牧師，這件事我明天會處理，不用擔心。」

隔天下午，我接到這位臨床藥師的電話，她說：「盧牧師，沒問題了。已經解決了。」

原來這位臨床藥師隔天上班時，先去調閱這位病人的病歷報告，然後去病房探訪，遇到這位病人和她的先生、女兒。這位臨床藥師跟他們談病人的病情，詳細解說目前治療可能採用的方式，以及可使用的藥物等等。

她也很清楚地跟這位女兒說：「我也是基督徒，沒有人反對祈禱，祈禱很好，確實是需要祈禱。醫生和醫院是上帝賞賜給我們的，全台灣有多少基督教（包含天主教）醫院救治多少病人康復痊癒、免於死亡。我們的醫生看診時也常常會祈禱，懇求上帝賞賜智慧。我當臨床藥師，遇到複雜的病狀，也會和醫生一起祈禱。」

藥師告訴我，當她講完後，這位女兒一句話也說不出來，只低著頭。然後，她

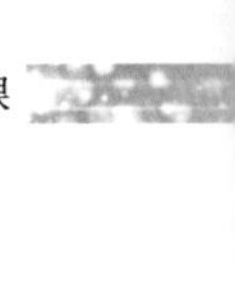

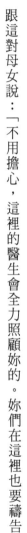

跟這對母女說：「不用擔心，這裡的醫生會全力照顧妳的。妳們在這裡也要禱告，懇求上帝賜給醫生智慧，知道怎樣治療妳的病。」

我聽這位藥師細述整個過程，打從心底佩服她的智慧和勇氣。

用祈禱來治病？

一個禮拜後，這婦人開完刀出院了，接著要持續進行化療。一個月後，這婦人又在先生的陪同下入院，隨即告訴護理站人員要找「盧牧師」。

護理站的人馬上打電話給社服室的同工，社服同工用懷疑的口氣跟我說：「盧牧師，你真的要去探望嗎？若是不想去，我們可以跟她說你不方便。」我說：「沒關係，我去探望。」

去探望時，我心裡還有點怕怕的，因為在醫院起衝突是非常不好的事。我帶著聖經搭上電梯，一面祈禱上帝賞賜給我智慧和勇氣。抵達病房，敲了門進入，就看見這對夫妻。

跟上次一樣，這位罹患乳癌的婦女一看見我進去，馬上從病床坐了起來。夫妻兩人都一再向我表示最大的歉意：上次他們女兒不禮貌，很不應該，今天女兒不敢來，就是怕遇到牧師……等等，他們也請我為他們祈禱。終於，我放下心裡的擔憂，先讀一段經文給他們聽，然後帶他們夫婦一起祈禱。

之後，這位婦人每次回和信化療、追蹤看診，先生都會陪伴著。他們一到醫院，也會先問社服室的人說：「今天盧牧師有來醫院嗎？」

有一次，他們已經看完診、批價、且拿了藥，但他們沒有離開，而是決定在醫院餐廳用餐，要等候我下午去醫院。當我到達醫院，社服室同工就跟我說，那對夫婦在地下二樓的休息大廳等我。我趕緊下去，他們看見我就露出笑容，聊起一些近況，也說醫生有提到「可以放心」。就這樣，我們在那裡手牽著手一起祈禱，之後他們才回家。我目送他們夫婦離開，看見他們臉上帶著平靜而安心的表情。

關於「祈禱治病」，類似的事後來也發生在我牧養的東門教會。

有一位姊妹的朋友的女兒，大學二年級，罹患乳癌第二期卻不肯就醫，原因是她參加的教會跟她說不用去看醫生。這位姊妹希望以我在和信醫院服務的所見所

聞，能說服這女孩就醫。

當這位女同學來找我時，直接對我說：「聽說盧牧師很會為人祈禱。因此，請您替我禱告。」

我告訴這位女同學：「醫生是上帝賞賜給我們很好的生命禮物，生病就應該要看醫生。我們是替醫生和病人禱告，懇求上帝賞賜醫生有聰明的知識，知道怎樣幫助病人得到健康的身體，也替病人祈禱有平安的心靈，不會害怕。」

當我講到這裡時，這個女學生用很生氣的口吻對我說：「我不聽這些，也不要您替我禱告了！我要回家！」然後就站起身來離開了。

隔天，這位姊妹打電話給我，這位女孩回去後發了很大的脾氣，怪母親怎會帶她去找這個「很爛」的牧師！

很遺憾的是，兩個月後，我聽到這位女同學因為乳癌第三期，在台大開刀治療，接著做化療，也不得不休學、專心治病了。

04

兩條餅乾和兩顆梨子的醫病關係

在父上帝眼中，那純潔沒有缺點的虔誠便是：照顧苦難中的孤兒寡婦和保守自己不受世界的腐化。

——雅各（雅各伯）書1章27節

她是從鄉下來的「阿嬤」（護士是這樣稱呼她的），這一天抵達候診室時，還上氣不接下氣地一直在喘著。她將健保卡插入報到，馬上就聽到護士叫了她的名字，她跟著護士走進醫生的診間時，還不停地大口喘氣。

阿嬤年約七十八歲，記得這一天要回診，大清早就準備要到醫院。兒子告訴年老的母親不用那麼緊張，是下午的診。他先去公司上班，下午回來載她去搭客運。鄉下公車的車班少，一小時才有一班，且時間不是很準，有時會誤點，有時也會提

早到站就開走。也因此，每次回診的日子，阿嬤都會很緊張，因為她很擔心萬一沒搭上公車遲到，醫生等不到她就下班了怎麼辦？

原本約好下午二點兒子會從公司請假回來，載母親去客運搭車。但兒子公司臨時有事跑不開，老母親一直等到三點四十分時，孩子才終於趕回來，催促著老母親快坐上機車。

抵達客運站，老母親馬上趕孩子回去上班，說她會小心，要孩子不用擔心。等孩子騎摩托車離開，阿嬤轉身到車站附近的雜貨店，想買兩條餅乾——原來阿嬤急著趕兒子回去，是不想讓兒子知道她要買餅乾送醫生，她知道以兒子的個性，一定會覺得不可以買這種「俗物」送給醫生，會被醫生瞧不起。可是，這已經是她所能負擔的最好的禮物了。

阿嬤到「柑仔店」買餅乾時，因為跟老闆娘也熟，就問東聊西的，熱情聊天的阿嬤竟然忘了注意公車的時間，當她說「我要去搭車了」時，一抬頭就看到公車剛好從店門口開過去，她急忙跑出去，但怎樣招手都沒有用，只好等下一班車。

這一等，又是一個小時。阿嬤心裡焦慮又緊張，也不知道怎樣打電話到醫院找醫生。等她到醫院時，候診室已經沒有病人，阿嬤非常擔心醫生已經下班了。

此時，護士小姐走出診間叫她的名字，才讓她大大地鬆了口氣。護士小姐也跟阿嬤很熟，開口的第一句話就是：「阿嬤，您怎麼現在才來？醫生等您很久了喔。」阿嬤只能連連道歉說：「歹勢啦！歹勢啦！」

最棒的禮物

走進醫生的診療室，醫生就對護士說：「我就告訴妳，阿嬤一定會來。」然後他轉頭對阿嬤說：「您是用跑的嗎？怎麼喘成這樣？」醫生一面講，一面非常仔細地跟她解說上次照的X光和病理檢驗報告，並且再次檢視她的眼睛、喉嚨、耳朵，翻翻她的手掌，聽診器前胸後背都仔細地聽，也問了她最近一個月來在家裡的生活和飲食方面的情形等等。阿嬤一五一十地說給醫生聽。

她在講述的時候，醫生非常專注地傾聽，同時快速地在電腦上記下她述說的一切，寫得非常仔細。醫生跟阿嬤說：「阿嬤，我開藥給您，藥師會告訴您怎樣用

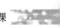

藥。如果您在服藥期間或是回去後有哪個地方不舒服，記得叫您的孩子隨時打電話給我，讓我知道喔。」說著，醫生拿出便條紙，寫了一個電話號碼給她。

聽完醫生的吩咐，阿嬤沉默半晌，突然流下眼淚，把醫生嚇了一跳。

阿嬤並不是初診的病人，也不是第一次複診，和醫生算是蠻熟的，跟診的護士也都認識她。看到平時開朗健談的阿嬤突然流淚，醫生緊張地問說：「怎麼了？發生什麼事？」護士也靠攏過來，從身後輕輕地拍著阿嬤的雙肩，抽了桌上的兩張衛生紙給阿嬤擦拭眼淚。

阿嬤低聲哭了一會兒，逐漸平靜下來。在醫生、護士的安慰下，她終於說出心裡的話：「醫生，你人真好，替我看病都這麼詳細，不會因為我是『庄腳查某人』（台語，指鄉下女人）就隨便看看，都問得很仔細。我每次回去，都把醫生看病的情形、問的事情，告訴我的孩子，也說給我的鄰居聽。他們都很感動有你這麼好的醫生。

「這次來，我在車站臨時買了餅乾和水果送你，我怕被孩子罵，說我沒有禮貌，送這種東西會被醫生笑。他怕我買這樣的東西，醫生你會看不起我，看病就隨便看。我知道醫生你不會，沒有送東西，你也看得非常仔細。我就是去買餅乾要送

你，結果錯過了公車，很害怕你和護士小姐都下班了。所以一下車就用跑的，才會這麼喘。這些東西請你不要嫌棄。」

一邊說著，阿嬤從袋子裡拿出一個隨處可見的紅白條紋塑膠袋，裡面裝著兩條很常見的餅乾和兩顆大梨子。

聽完阿嬤說的話，換醫生和護士兩個人眼眶紅了起來，看著餅乾和梨子，不知道要說些什麼話來回應阿嬤。兩人對視一眼，久久說不出話來。

醫生接過這份禮物，跟阿嬤說：「您不應該破費買這麼好的禮物，這是我最喜歡吃的餅乾。我從小就喜歡吃這牌子的餅乾，每次要考試，我媽媽就買這種餅乾給我吃。阿嬤，真的很感謝您這麼用心。還有，您買的梨子是台灣最好的梨子，是梨山出產的，正港的台灣梨子。真謝謝您。」

阿嬤一聽到醫生這麼說，趕緊回說：「醫生啊，你是說來安慰我的啦，你們醫生哪裡有人會吃這種便宜的餅乾。這種便宜東西你不要嫌棄喔。」

醫生笑著說：「這真的是我最喜歡的餅乾，您帶來兩條，等一下我就把一條餅乾和一顆梨子分給這裡的護理小姐吃，另外一條餅乾和一顆梨子，我帶回去給孩子

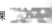

和太太吃，他們一定會很高興。這真的是我收到最珍貴的禮物。」

護士小姐也跟著說：「阿嬤，真謝謝您。您要不要留下來，跟我們一起吃幾片？」

阿嬤說：「你們看病看很久，肚子會餓，吃點東西才不會餓肚子。我不餓。」說到這裡，阿嬤臉上終於露出滿足、欣喜的笑容。

送走阿嬤後，醫生和護士兩人眼眶都還紅紅的，醫生洗了個臉，以免被人誤以為發生了什麼事。醫生跟護士說：「這兩條餅乾，你一條、我一條；梨子也是，你一顆、我一顆。我一定要帶回家，讓妻兒們知道這是我當醫生以來，收到最棒的禮物。」

生命交織的關係

阿嬤只有一個還沒有結婚、靠做臨時工討生活的兒子，母子兩人相依為命。阿嬤雖然家境清寒，但沒有忘記要感謝醫師對她的疼惜。因為在她的生命經歷中，沒有碰過這樣親切對待她的醫生，看病是那樣仔細，而且每次都仔細傾聽她述說病況。

其實，自從這位醫生到和信醫院服務以來，經常有病人捐款給醫院，這位醫生也從中經驗到，只要認真看診，讓病人知道醫生不只是看病，還會關心病人，病人就會感受到生命的溫暖。而病人心中的感謝與感動，也會給醫生帶來莫大的鼓勵與力量。我會知道這個故事，就是因為我在和信醫院的走廊上遇到那位醫生，他馬上秀出那條餅乾給我看，眼中閃動著喜悅的亮光。

醫生，醫治的不是只有病人的身體，更要照顧病人的心靈。

醫病關係不是商業行為，而是一種生命交織、互動、牽連的關係。台灣這幾年來的醫病關係惡化，主要因素之一就是：有不少人以為自己有錢，把醫生當作「家醫」，或是把護理人員當作「家僕」使喚，近年來也一再發生有病人或家屬在醫院暴力對待醫護人員的事情，這些都是非常錯誤的態度，真是要不得。

有些病人或是家屬，動輒就告醫生，卻沒想到急診室的醫師和護理人員必須在極短的時間內判斷病情，有時還來不及判斷病人就離開了。他們是非常辛苦、壓力很大的。若是我們動輒就告醫生，好的醫師會越來越少，這對社會是嚴重的傷害，絕對不會是好事的。

05

重新受洗的彭明敏教授

上帝啊，求你憐憫我，因為你有永恆的愛。求你除掉我的過犯，因為你有無窮的仁慈。求你清除我的邪惡，洗滌我的罪孽。

——詩篇51篇1至2節

二〇二二年三月三日下午兩點，在濟南長老教會，黃春生牧師和我一起為彭明敏教授施洗，同時受洗的還有楊黃美幸女士。這件消息傳開來後，國內外許多關心彭教授的人，反應非常熱烈。

認識彭教授的人都知道，他是一位冷靜又博學深思的學者、政治家。他的學識能力不用我來介紹，單單是他在三十八歲那年就當上台大政治系主任、公法研究所主任（1961），以及在被判刑居家軟禁期間，還分別獲得美國密西根大學和他母校加拿大麥基爾大學（Mcgill University）的聘書（1968，因國民黨政府禁止而無法出國成行），就足以證明他在學術上的成就。在台灣投身政治運動的人當中，他可說是少數能被稱為真正「政治家」的其中一位。

因此他決定受洗，絕對是深思熟慮之後的決定。

認識彭教授是很偶然的。二〇二〇年十一月二十八日，台大精神科教授林信男長老打電話給我，說和信醫院的賴其萬教授問我是否可以在二十八日那天，一起去彭教授家一趟，彭教授想知道一些關於生命的探討。

我們就這樣約好，相偕去他的住處，在場的還有楊黃美幸女士（前僑委會副主委）。彭教授穿著非常正式，在經過介紹後就非常客氣地請我們坐下，他特別指定我坐在他的右手邊，然後開口就問說：「我想瞭解，人死了，經過火化之後，是不是就沒有了？若是這樣，豈不是很恐怖嗎？」這問題已經不是醫學上的問題，而是信仰問題。

我回答說基督教信仰沒有談「死」，是談「復活」。因為復活就是超越死亡。這也是耶穌所說的：「我就是復活，就是生命。信我的人，雖然死了，仍然要活

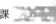

著；活著信我的人一定永遠不死。」（約翰／若望福音11:25-26）基督教的信仰很清楚地表明，生命與耶穌連結在一起的人，就會因為耶穌的復活而跟著復活，如同使徒保羅所說的：「如果我們跟基督同死，我們信，我也要跟基督同活。」（羅馬書6:8）

他聽了隨即回問說：「這樣，沒有信耶穌的人，要怎麼辦？」

我回答說，這不是我能回答的問題，因為生命的主權在上帝，是上帝決定。但我隨即提到基督教信仰很清楚地說：信耶穌的人可獲得復活的生命。我繼續解釋所謂「復活」有兩種層面的意義，一是死後回到上帝身邊，在上帝的國度裡；二是活在世上，生命有改變。我舉出盧雲神父（Henri Nouwen）所說的，復活就是從現今的世界，轉換到上帝為人所準備的另一個環境；現今世界的人別離時，親人會哀傷不捨，但到上帝準備那新的地方時，那裡的人會說「我們已經替你準備好了要住的地方」。

我們就這樣一起聊了一個多小時，彭教授當然也頻頻發出問題，林信男長老也會提出信仰上的看法。

這是我第一次與彭教授會面，談論關於生命的議題。

「我是個罪人！」

一個月後的十二月二十一日下午，我再次受邀去彭教授住處，繼續討論這項有關信仰和死後生命的問題。其實，我曾建議他到教會參加聚會，但他並不喜歡，原因很多，最不喜歡的是傳道者看見他就要拉他坐到前面，而禮拜之後，會友們搶著要跟他拍照。他喜歡靜靜地參加禮拜，更不喜歡大家將他看成特殊對象；單就這點，已經不是一般政治人物所能比擬。

也因此，後來我就常去他的居所探望他，和他討論信仰，其中兩次是約了更多親友一起舉行家庭禮拜。疫情期間，他入院和信醫院治療時，我也會到和信醫院去申請特別探望，跟他分享耶穌所說關於生命的話語、一起讀聖經、帶他吟唱聖詩，他總是很認真又有所準備，不閒談雜聊。

有好多時候，彭教授的秘書吳小姐看到他似乎「有心事」，就會問他說：「要不要請盧牧師來看你，為你祈禱？」彭教授總是會告訴她：「盧牧師是屬於眾人的，不是我個人的，不要常麻煩他。」我想他會這樣說，很可能是和他祖父彭士藏是長老教會的牧師、父親彭清靠是高雄鹽埕長老教會的長老有關。另外一點是他看我在民視電視台每天主持《這些人，這些事》節目（我曾在節目中介紹過他的祖父和父親的故事），所以他會說我是「眾人的牧師」。

彭教授的身體狀況日趨衰弱，有幾次原本說好要去家裡探視他，卻因為他身體不是很好而取消。但經過一年多的談論，信仰確實在他生命深處產生了作用。

二〇二二年一月十日，他的秘書吳小姐來電，希望我能去和信醫院看他。我們約好隔天下午兩點在醫院見面。吳秘書在醫院入口處等我，她說彭教授要求只要我一個人在他病房，要單獨跟我講話，不希望有任何旁人在。因此，吳小姐也就先離開了。

當我進入病房探望他時，他虛弱地躺在病床上。我牽著他的右手，他握得很緊，舉目盯著我，說：「盧牧師，我是個罪人！」我跟他說：「我和您一樣都是罪人。但您可安心，無所不在、無所不知的上帝已經聽到您認罪的聲音了，祂會赦免你的罪的。」

此時他紅著眼眶，再次重複「我是個罪人」這句話。於是我舉〈路加福音〉第23章中有兩個囚犯跟耶穌一起釘十字架的記事，其中一個囚犯跟耶穌懺悔，請求耶穌紀念他，而耶穌不但赦免他，還答應要帶他一起到復活快樂的地方。

他聽了眼中含淚，第三次重複了這句認罪的話。我就又說〈路加福音〉第18章記載耶穌所說的故事，說有兩個人到聖殿祈禱，其中一個只祈禱一句話說：「上帝啊，可憐我這個罪人！」耶穌說上帝垂聽了這個認罪之人的祈禱。

聽了之後，彭教授說了第四次同樣認罪的話。我差點掉下眼淚，因為從我牧養教會直到現今這五十年來，第一次遇到這麼真誠認罪的人。於是我帶他作認罪的祈禱，他很用力地回應說「阿們」。

迄今，這件事一直迴盪在我心中。

重拾失去的信仰

二〇二二年二月二十八日下午，彭教授對吳秘書說他要「入道」，吳秘書對

「入道」一詞有些不解，因此就問彭教授：「是否要信耶穌？」他點頭表示「是」。吳秘書趕緊打電話給我，我告訴她「入道」就是早期信耶穌的台灣人所說的「入教」。

我們約隔天三月一日下午兩點到他居所，他的姪女（二哥的女兒）彭盼女士聽到我要去，也說要趕過去。那時彭教授的身體已經相當虛弱，但他還是在床上硬撐著等我。我問他是否真的要信耶穌？他很清楚且吃力地點頭說「要」。

我跟他說：「這樣，禮拜四（三月三日）下午兩點，我過來為您施洗。」我又跟他說，他出生時一定有受過「幼兒洗禮」，他點頭表示知道這件事。我會為他再施洗一次，是因為他已經有很長一段時間，一直在懷疑是否真的有上帝，若真的有上帝，為什麼會允許災難頻頻發生？

十九世紀的德國哲學家尼采就曾公開表示「上帝已死」，他會這樣說，是因為看見當時基督教會領導階層者過著優渥、安適的生活，卻對民間的苦難無動於衷、視若無睹；他發出這樣的信息，其實是在諷刺當時的基督教會只會說上帝是愛，卻不知道關心苦難的生命。

彭教授也是發出疑問：若真的有上帝，怎會允許自稱是「基督徒」的蔣介石父子如此殘害台灣人的性命，特別是對不同政治理念的人，動輒抄家滅族。於是他遠離了信仰！

但他的母親對他從不放棄信心，這也是他持續維持著信仰的重要幫手。當他因為政治理念不同而遭遇苦難、甚至流亡國外時，母親每個禮拜會固定時間打電話給他，讀聖經給他聽，並為他祈禱。因此，表面上看起來，他否定了上帝，其實他跟約伯一樣，內心在向上帝呼喊「為什麼我的生命會有苦難」。

也因此，當他表示要信耶穌時，其實是宣告他已經重拾先去的信仰，重新建立和耶穌的關係，要和上帝和好。這是彭教授生命最大的轉折，也是我決定再次為他施洗的原因。楊黃美幸女士聽到這個消息後，也說她要跟彭教授一起受洗，並且很清楚地向我表達了她的信仰告白。她是第四代信徒，也一樣是一隻迷失的羊，我也答應了。

我請濟南長老教會黃春生牧師幫我，另外邀請東門長老教會林信男和陳桂芳長老夫婦，以及羅東長老教會林逸民長老等人，我們在二〇二一年三月三日下午兩點

去彭教授居所，吳秘書也聯絡彭教授姊姊淑媛的兒子英震、二哥女兒彭盼在場。彭教授雖然虛弱，但還是穿著正式的服裝坐在輪椅上。我們就這樣完成了彭教授、楊姊妹的施洗聖禮典（也包括聖餐）。

彭教授在臨終之前，有幾次曾告訴吳秘書他需要聖經、需要耶穌。吳秘書因為來不及通知我，就在和信的病房中吟唱〈奇異恩典〉這首詩歌給他聽。二〇二二年四月八日清晨五點五十五分，彭教授在和信醫院安息回歸天家。

生前，他就留下遺囑，他的後事要請我為他辦理，並且清楚表明告別禮拜要簡單，只有幾個至親、和信醫院的三位醫療教授、基金會成員參加即可。有好幾次去和信醫院探望他時，我都很明確地跟他說，我會替他辦理後事，並且會帶著他的骨灰到高雄鹽光墓園，安葬在他父母親的附近。四月十五日入殮火化和告別禮拜後，我們一行人搭乘高鐵南下至高雄鹽光墓園，舉行安葬禮拜。

彭教授從提問生命的死，到承認自己是罪人，然後決定要重新受洗，表明他要成為耶穌救贖的對象，他是非常理性思索的。當他告白自己「是個罪人」時，我感到自己是比他更有罪的人，而且是罪惡更嚴重、慚愧更深的罪人。

06

病房裡的復活節

同樣，我們的軟弱有聖靈幫助。我們原不知道該怎樣禱告；可是聖靈親自用言語所不能表達的歎息為我們向上帝祈求。洞察人心的上帝知道聖靈的意思，因為聖靈依照上帝的旨意，替他的子民祈求。

——羅馬書8章26至27節

這位病人是排灣族的女牧師，原住民名字是Sauljaljui。她是一位堅忍又難得的女傳道者，在台中太平社區一間排灣族都市原住民教會當牧師，深受信徒愛戴。

二〇一九年初，她去醫院進行例行身體檢查，醫院告訴她不太對勁，要她接受進一步檢查，沒想到這一查，竟然是罹患了大腸癌，而且是末期。她大為震驚，一時之間無法接受。此事很快傳出，我得到消息後，馬上打電話給她，要她向教會請

假，上來台北的和信醫院治療。

她原本在世界展望會工作，有社工師的工作經驗，後來經過一位日本宣教師二宮一郎牧師的引領，來到我牧養的東門教會的原住民聚會參加禮拜，我因而認識她。不久之後，她決志要獻身傳福音，東門教會便推薦她去玉山神學院就讀。經過一番努力，她以優異的成績畢業，並決定回自己的部族傳福音，被派去台中的一間都市原住民教會牧會。

當時，那間教會因為內部紛爭而一片混亂，不歡迎任何傳道者來牧養，加上她是女性，信徒們就用許多方式杯葛她，例如給的薪水非常少，提供的宿舍也極度簡陋，幾乎到了家徒四壁的地步，想讓她知難而退。但她沒有任何怨言，還把禮拜堂和宿舍整理得一塵不染。東門教會知道情況後，主動提供薪水每個月二萬元，令人感動的是，她竟然把每個月的這份補貼全都奉獻給她牧養的教會，一分錢也不留，直到她二〇二〇年去世，始終如一。

剛開始，那間教會有些信徒很排斥她，但她都忍了下來。她認真準備講道，也經常去探訪沒來聚會的信徒，傾聽他們訴說教會內部分裂的來龍去脈。她做筆記、瞭解信徒家庭概況，將過去當社工師的能力發揮到淋漓盡致。當會友生病時，她親自帶著會友就醫，也鼓勵教會鄰近孩童來教會讀書。

就這樣，她改變了信徒的冷漠態度，原本分裂他去的信徒也逐漸回來，各種事工陸續推動。原本租房子禮拜的地方，很快就擁擠不夠使用，於是決定購買新的禮拜堂。在她的鼓勵與帶領下，全體會友同心協力，新禮拜堂終於落成，同一時間，她從原本的「傳道師」進階被封立為牧師，可說是雙喜臨門。

大家非常期盼教會能展開新氣象，卻萬萬沒想到新禮拜堂才落成沒有多久，她竟被檢查出大腸癌末期！

提前的告別禮拜

化療剛開始時，沒有明顯不適的反應，讓她誤以為沒有問題，所以只要有空，她就跑回台中的教會去看顧她牧養的羊群。我曾提醒她，對她最好的方式就是休息、靜養，不適合繼續牧會，因為教會的工作又多又雜，還有許多小孩會來參加課

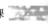

輔班和其它活動。但她認為目前狀況還可以，她應該可以「痊癒」才對。

可是，當化療第一階段結束，開始進入第二階段時，反應就逐漸明顯起來。台北東門會友關懷的頻率越來越緊密，有人為她提供治療經費，天天為她祈禱的兄姊更多。而台中她牧養的教會也是一樣，大家同心協力為她日漸虛弱的身體代禱，懇求上帝垂憐看顧。

二〇〇七年四月八日，那天是復活節，一大清早我就跟內人說一起去和信醫院探望她，因為這一天教友們都要去教會參加復活節禮拜，不會有任何親友去探視她。想到大家都聚在一起歡慶耶穌的復活，她卻一個人孤伶伶地待在病房裡，我忍不住想要為她做點什麼。

那天正好還有一對夫妻從高雄上來，太太要在和信動大腸癌手術，也是我們的好友，我就邀請他們夫妻一起前往。到醫院時，剛好是上午九點半，我準備好華語詩歌，就走進她的病房。

果然，她的病房裡只有她和她的表弟媳兩人，不見其他教友。她看見我們夫婦嚇了一跳，問說：「牧師，你今天不用去教會講道嗎？」我說：「我已經退休了，不用帶領教會信徒過復活節，我們今天是來跟妳過復活節的。」

她一聽，眼眶立刻紅了，就這樣流下淚來。再抬頭時，她臉上帶著高興的神情，眼中充滿感動。

她隔壁的病床沒有病人入住，因此，我們可以高聲吟唱聖詩。我們一共唱了四首：我先帶她唱耶穌受難的詩歌《主的疼愛真大》，然後唱第二首《哈利路亞！祂有復活！》，再來是《奇異恩典》和《至好朋友就是耶穌》。

她一邊唱一邊流淚，唱到聲音都哽咽顫抖了也沒有停下來。然後我們一起朗誦〈約翰福音〉11章25至26節：「耶穌說：『我就是復活，就是生命。信我的人，雖然死了，仍然要活著；活著信我的人，一定永遠不死。』」

這是教會舉行喪禮時，常被傳道者用來講道的經文。因此，當我們一起讀完這段經文時，她輕聲地跟我說：「牧師，這是先替我舉行告別禮拜了。」我說：「是先為你復活到天上做準備的，改天我們就在天上見面。」

她聽完，微笑點點頭。之後我帶大家一起手牽手祈禱，結束了這場「病房裡的復活節禮拜」。我們要離開時，她的表弟媳送我們到電梯口，留著淚跟我說：「牧

師、牧師娘，謝謝你們。今天的禮拜，感受真的非常特別！」

敞開胸襟談生命的事

在復活節的那天，我找了一個機會跟她說：「我們都是傳道者，可以把生命的事敞開胸襟來談，不用避諱。」她說：「牧師，我知道。我不會害怕。當彰基驗出我是癌症末期時，我心裡就有準備了。」

因為她這樣說，我就直接告訴她：「最好也最重要的事，就是先將後事準備好。可以處理的，就先處理妥當。另外，最好是用筆親自寫下你想要讓親友知道或該辦的事，這樣可以讓為你辦理後事的親友有跡可尋。」她聽了點點頭，說「好」。

化療期間最讓人擔憂的，就是感染導致發燒或是其它併發症，這會影響到化療的療程。這位女牧師原本身體就不是很強壯，也因多次發燒而一再延遲回診和化療時程。每次只要一退燒，就得馬上趕回醫院繼續化療，身體越來越虛弱，甚至有好幾次是送回來急診。

有一次我特地找時間去探望她，談話中，我問她：最擔憂的事是什麼？她說：「我最擔心的是我牧養的教會，希望在這段沒有牧師的期間★，信徒們不會離散。」她確實是個很盡職的傳道者，即使已經是癌症末期且相當虛弱了，還在顧念著她牧養的教會，深怕因為沒有固定的傳道者關顧，有些會友會因此離開。

我說：「這件事，讓我們透過祈禱，懇求上帝看顧幫忙。妳也不用太擔心，因為妳已經將教會牧養得非常好了，教會成長趨勢年年上升，長老和執事必定會盡心、努力將教會看守得很周全。」

上帝，為什麼會這樣？

有一天，病房裡只有她一個人坐在病床上看書。看見我進去，她面帶微笑地

★這段時期，教會是由長執輪班看顧，禮拜日則邀請鄰近教會的牧師幫忙講道。

說：「牧師，今天這裡剛好都沒有人，我才敢問你這件事。你能不能告訴我，我是不是無法康復起來了？」我跟她說：「這種事，應該是問醫生，不是問我，你要問主治醫師。我只能跟妳說『不樂觀』，這也是我有幾次跟妳提起，要準備交代後事的原因。」

她聽了之後沒有說話，然後低下頭，默默流淚。過了半晌，她輕聲地說：「牧師，我不害怕，因為我知道會回到天家。我只是感到很可惜，我才剛將一間有紛爭、四分五裂的教會整合起來，才正要開始推動更多事工，現在卻變成這樣，我無法康復起來，這讓我感到很遺憾。有時我也會問上帝，為什麼會這樣？我也不求多，若能再給我五年時間，我就滿足了。」

我說：「我們可以透過祈禱向上帝表明內心的願望。在人所不能的，在上帝事事都能，這點我們都深信不疑。至少妳已經盡心盡力了，上帝很清楚妳所做的一切。祂知道妳是個忠心的僕人，一定有祂的旨意。」

她擦擦眼淚，又問我說：「牧師，若是交代後事，你要我注意哪些事？」我說了一些教會界對於牧者告別儀式的事，建議她不要什麼「教會葬」、「中會葬」等名號，舉辦跟一般會友同樣的「告別禮拜」即可。我說：「妳也可以指定要請誰為妳主持告別禮拜。另外，寫下給妳家族的話，勸勉他們一定要堅守信仰的根基，最好能積極參與教會活動。」她說：「這點我已經有寫清楚了。關於喪禮的事，我忘記要標明出來，謝謝牧師提醒。」

這次探視的最後，我們彼此為對方祈禱。我離開病房要關門時，回頭看她，只看到她持續擦拭著眼淚，雙目含著淚光，向我點了點頭。

越來越虛弱的她，知道自己日子不多了，就委託東門教會的幹事，把所謂的「遺書」轉交給我，也把東門會友捐給她的醫療費用全都奉獻了出來。她跟主治醫師說，希望能在家裡安息，想回去故鄉屏東車城她表弟的家。主治醫師知道後，馬上跟離那裡較近的恆春基督教醫院聯絡，懇請他們接手居家安寧的照護。

二〇二〇年二月二十日，家屬聘請救護車，隨同護理人員將她直接送去恆春基督教醫院，辦好入院手續後，再轉送回車城表弟家。二月二十二日下午五點半，我接到通知，說她安息了，享年五十四歲。

她從二〇〇七年八月自神學院畢業後，開始在台中牧會，直到安息回天家，將

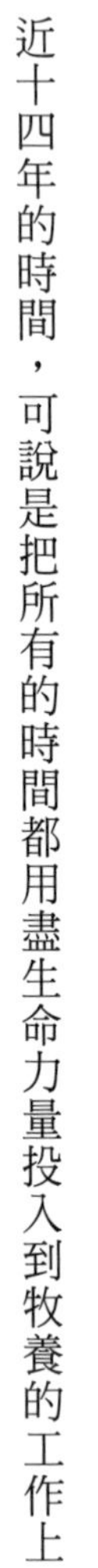

近十四年的時間，可說是把所有的時間都用盡生命力量投入到牧養的工作上。

告別禮拜那天，我們夫婦都去了。儀式是在屏東深山裡部落的一間教會舉行，參加的人非常多。我和太太全程參加，直到火化完又帶回她的故鄉東源墓園安葬，回到台北已經是深夜了。

我想起我和內人到她的病房舉行復活節的感恩禮拜，她一邊流淚一邊高唱詩歌；我想起她跟我說「牧師，我不會害怕，我心裡有準備了」時，臉上的表情相當平靜；我也想起她曾經低著頭流淚，向我坦承她曾經問上帝，為什麼會這樣？面對突如其來的絕症，即使她的心中有不捨、有不甘、有困惑，但她仍然選擇信靠與順服上帝，這樣的態度值得我們所有人學習。

07 天堂的藍圖

我把這件事告訴你們，是要使你們因跟我連結而有平安。在世上，你們有苦難；但是你們要勇敢，我已經勝過了世界！

——約翰福音16章33節

她有著非常坎坷的生命際遇。她年紀尚輕的時候，母親就過世了，是由父親帶大，上面雖然有哥哥、姊姊，但長大後都有各自的家庭要照顧，與她甚少互動。

她結婚後，生下一個女兒，後來發現女兒竟然罹患了「紅斑性狼瘡」，這是非常嚴重的自體免疫性疾病，因此從女兒小學起，她們母女就經常出入醫院。面對女兒的病症，她的丈夫不但沒有盡到照顧的責任，還在外面有了外遇，而她的婆婆竟然也贊成兒子做這種事。

在憤怒之下，她與丈夫離婚，帶著患病的幼小女兒獨立生活，用盡所有的心力照顧女兒。然而，她再怎麼盡心照顧，女兒在國小六年級時，還是因為病況嚴重而離世了。她悲傷至極，彷彿一瞬間失去一切，也失去了生命的動力。她沒有再婚，也不想再婚。她跟我說，她對婚姻有「恐懼感」。

女兒生前有個很要好的同學是基督徒，很有愛心，知道女兒生病就一直陪伴在側，還帶女兒到教會參加「兒童主日學」活動，在女兒病發住院後，教會的人也常來探望關心，讓她這個當母親的倍感窩心，感覺信耶穌的人都很好。從女兒住院到過世的這段時間，她真切地感受到基督教信仰團契的珍貴，因此，處理完女兒的後事，她就開始參加教會生活。

她擁有很好的才華，大學時專攻室內設計工程，進入職場後，也深受老闆及客戶的欣賞。失去女兒的她，將所有精力都投注在工作上，閱讀許多室內設計的專業書籍、到國外四處參訪，同時也積極地參與教會小組活動，用這些方式逐漸忘記痛失愛女的心靈創傷。

二〇二一年的某一天，她感覺身體不是很舒服，檢查之後，竟然是罹患乳癌。

在經歷一連串開刀、放射治療、化療後，她認為病況已經穩定下來了，便恢復正常生活。就這樣過了三年，二〇二四年初，也是她事業蒸蒸日上、老闆給她的案件越來越多的時候，她突然毫無預警地開始全身痠痛。

她先去看復健科，後來也去看中醫整脊，但沒有人想到這會是癌細胞轉移。最終，她轉到和信醫院來診治。即使經過骨骼掃描，還是掃不出來，因為已經轉移到骨髓了。她知道這個情況後，就表示不想再接受治療了，經過醫師及好友的鼓勵，她才接受建議、進行化療。

沒想到，第一次化療就因為副作用太大，住進了加護病房。主治醫師想試試看標靶藥物，卻因為基因比對結果不符而作罷，接下來三週，就是渡過化療的後遺症：血小板低下、白血球不足。雖然有輸血、輸營養劑，她的身體仍是日漸虛弱下來，連進食都有困難。到了此時，她才驚覺情況真的很不樂觀。

她之前的人生是為女兒、為工作、為忘記傷痛而忙得團團轉，沒有喘息一下的空間。如今，生命的旅程走到這裡，她終於可以靜下心來好好思考，自己接下來該怎麼辦？

「牧師的天堂」

經過社工師的介紹，我去探訪她。剛開始的那幾次，我看到是她教會小組的姊妹請假來照顧、陪伴她；後來再去探望她時，她已經雇請了專責的看護，但教會小組的姊妹依舊會在工作之餘來探望。醫院也有聯絡她的哥哥姊姊來探視，只是互動並不多，而她公司老闆則是去了好幾趟，都是在告訴她可以安心養病，公司會持續照應她。

雖然我跟她不是很熟，但也知道她不是出自基督教信仰家庭，且身體病況並不樂觀，所以我想，應該跟她談些信仰的問題。

我跟她說，只要是信耶穌的人，都會跟耶穌一起復活，耶穌也告訴他的門徒說：「我把這件事告訴你們，是要使你們因跟我連結而有平安。在世上，你們有苦難；但是你們要勇敢，我已經勝過了世界！」（約翰福音16:33）我說這世界最大的苦難，就是死亡，但耶穌說他已經勝過了這個苦難，因為他復活了。

我說到這裡，她拿起手機，緩緩地打開我讀給她聽的那段經文，然後就念了起來。我說：「妳可以把這些經文多念幾次，若是有不懂的地方，可以寫下來，下次我來看妳的時候，妳就可以問我。好嗎？」她微笑著說「好」。

之後，我每次去探訪她，她一看見我，就會把放在床邊的聖經拿出來。我有個習慣，在探訪結束、要離開之前，會帶病人及其家屬、看護一起禱告。我不但會在祈禱中為病人的身體疾病祈禱，也會為醫生、護理人員，特別是照顧病人的看護者祈禱。每次我帶她祈禱完，她都會伸出左手握成拳頭，跟我「擊拳」（拳頭碰拳頭）。

無論哪次去探望她，她總是面帶微笑，輕聲地說：「牧師好。」我都會問「這個禮拜過得如何」、「醫生怎麼說」這類的話，但顯然她的情況越來越不好，她自己也知道。

有一位很關心她的朋友，建議她找個律師來幫忙寫下遺囑，因為眼看著她剩下的時間不多了。她坦然接受了這個建議，表示她已經欣然接受「面對死亡」這件事。我問她為什麼？因為上次探望她時，她還跟上帝祈求說「我很想好起來」，才經過一個禮拜，她就接受了生命終結的來臨，這確實讓我有點訝異。

她跟我說：「牧師，我女兒國小六年級時，就先離開我去上帝那裡，我現在自己一個人，雖然有年老的父親，但我可以將剩下的錢都給他，供他安度老年的生活，我還有哥哥姊姊，他們比我更有責任照顧年老的父親。我沒有牽掛。」

聽完她的話，我問她：是否想像過「天堂」是怎樣的一個境界？在醫院工作，我遇到的病人（特別是信耶穌的病人或家屬）幾乎都很確信死後會去「天堂」，因此，我也問她這個問題。

她露出淡淡的微笑，跟我說：「牧師，我參加的教會一直跟我講這件事，說只有信耶穌才能上天堂。但我從來沒有去想這件事，因為我覺得這樣對沒有信耶穌的人很不公平。如果我們說上帝是仁慈、充滿愛的上帝，應該是祂評鑑為『好人』的人就可以上天堂，這樣才對啊，不是嗎？我會這樣說，是因為我也看到有信耶穌的人很不好，會騙人。如果這樣的人也能上天堂，那天堂一定不是上帝的天堂，而是『要人家來信耶穌的牧師』的天堂。」

聽她這樣講，我確實感到很震撼，因為這是我第一次聽到這種形容——「牧師的天堂」，我們應該好好思考這件事。

畫出天堂的設計圖

最後一次探望她時，我又問她：「妳有沒有想像過天堂是怎樣的一個境界？」會問這個問題，是希望她能在接受治療期間，將她想像中的「天堂」畫出來，或是設計出理想中的「天堂」，用這種方式轉移她的注意力，不要一再受到腹部和背部劇烈疼痛的折磨，我知道，她有好幾次痛到醫生開更強力的止痛劑都沒有用。

我說：「妳是室內設計師，妳可以將理想中的天堂畫出來，改天妳到了天堂，就可以拿著設計圖去對照看看，就像妳畫好了室內裝潢圖，也曾去查驗施工的結果是否跟妳設計的一樣。ＯＫ？」

她微笑著點點頭說：「好。」我說：「這樣，我下禮拜來看妳時，妳可以拿給我看看。」她說：「牧師，哪有這樣快就畫好，這需要一些時間啊！」我說：「沒關係，妳就一筆一筆慢慢地畫，直到畫好為止。必須要撐到畫好天堂的藍圖之後，才可以去喔！」她終於笑出聲音來，說：「就這樣決定！」然後，她又伸出左手，握拳跟我擊拳。

其實，我會這樣跟她說，除了她是個室內設計師外，也因為我少年時常在教會唱一首台語詩歌《天城金門》，歌詞裡有一句「天頂城」指的就是「天堂」，這座城的城門是用黃金打造的，並且「街道都是鋪金」的，這首詩歌是依照〈啟示錄〉（默示錄）21章9至27節描述「新耶路撒冷」的景象而改寫出來的。

小時候，每次唱這首詩歌，我都會幻想：天堂的街道都是鋪金的，這樣，沒有錢時，就可以撿小一片來買愛吃的東西。當我逐漸長大、進入神學院接受神學教育後，才知道天堂並不是這麼一回事，只是一個「美麗的境界」吧。

然而，沒有想到，就在我跟她「擊拳」約好，要看她畫的「天堂」設計圖之後，她的病情急速惡化，五天後，就安息回天家了，享年僅有四十七歲。

她的離開，讓我感覺心中空落落的，好像是失落了「天堂」的去路一樣。她所看見的天堂，是否就是她理想中的模樣呢？這個問題，再也沒有人能夠回答我了。

08

放不下身障孩子的母親

上帝要擦乾他們每一滴眼淚；不再有死亡，也沒有悲傷、哭泣，或痛苦。以往的事都已經過去了。

——啟示（默示）錄21章4節

每次來醫院，她都是用手推輪椅帶自己的兒子前來。不是兒子要看醫師，而是她自己——她的乳癌細胞已經擴散到身體其他部位。

她的兒子出生時就是身障兒，她的先生因此離棄這個家庭，連兒子也不要了。她含著眼淚，堅忍地將養育孩子的責任扛了下來。她背著身障的孩子去打工，養活自己和孩子。有幾間公司的老闆同情她的處境，不但給她工作機會，還允許她帶著孩子上班，這也是台灣社會中還能看見一線亮光和希望之處。

也因為有這樣的特別際遇，她很堅定地說：「我那不負責任的先生離棄我，但上帝透過許多有愛心的人接納我。牧師，這樣，我還能說什麼怨言呢？」

從背孩子去工作，到騎機車送孩子給保姆照顧，就這樣一直持續到孩子八歲時，她才送兒子去學校上「特教班」。學校老師知道她的狀況，特別疼惜這位身障的學生，讓這位母親可以安心工作。

她專心照顧孩子的成長，卻忙碌到忘記注意自己的身體。有一天沐浴時，她發現自己左邊乳房有硬塊，卻也未加注意、更沒想過去看醫生。她最在意的是兒子，每天按時送去學校，也按時帶他回家，陪他做功課，講故事給他聽。她每次去學校接孩子回家時，都會順便問一下老師上課的內容。以便回家後協助孩子複習。她幾乎把全部的時間精力都投注在孩子身上，直到孩子國小畢業。

經過了一段時間，她發現身體有些不對勁，於是去看醫生，才發現自己的乳癌已經進入第三期，醫生警告她一定要進行手術和化療。她震驚到差點當場昏倒，就在診間大聲喊叫出來，讓醫護人員都嚇了一跳。

要怎麼辦才好？若不接受醫生的建議和治療，連康復起來的機會都沒有，但若要就醫，誰來替她照顧孩子？

經過一連串心理掙扎與深思熟慮，她終於決定將房子賣掉，除了還貸款，還有一部分的錢可以用來治療，自己也可以在這段期間親自照顧孩了。

在手術的那幾天，她請妹妹來幫忙照顧孩子，一出院就全都自己來。她知道自己要勇敢地活下去，至少要把孩子養育長大，她是多麼希望孩子在她努力教養下，至少可以自理生活。身為母親，她認為自己有責任陪伴發育障礙的孩子走過這趟艱困的生命旅程。

所有的辛苦都值得

當她知道自己罹患乳癌時，曾痛哭著向上帝祈求：是否可以早一點將孩子收回去，否則自己去世之後，這孩子要怎麼辦？說也奇怪，她這樣祈禱後，有一個聲音在她耳邊說：「上帝會照顧的。」令人驚訝的是，這樣的聲音不只是出現一次，好幾次她在崩潰邊緣祈禱，都聽到這個聲音。她說，好像是天使在對她說話。

手術入院期間，她知道醫院有牧師，非常欣慰，主動表示希望我去探訪。我因此認識了她，也才知道她的一些身世背景。她原本家境不錯，認識先生後，跟著先生投資經商，結果不但虧掉所有積蓄，還將父母給的也都賠了進去。生下身障孩子後，先生離她而去，她想過要自殺，也想過抱著孩子一起結束生命（這種案例在台灣社會中層出不窮），但這樣的念頭一冒出來，她馬上想到基督教信仰給她的教導是「不可殺人」，也不可有「自殺」的念頭。

「神啊，我要怎麼辦才好？」她向上帝哭求，但這次和之前不同，她一直感受不到來自上帝的回應。因此，當我去探望她時，她再也克制不住，向我傾訴了這些積存在心底的問題和痛苦。

我看著眼前這個飽受折磨的母親，難以想像這些年來，她一個人默默吞下了多少淚水。一個忠心可靠的女人，卻遇上一個狡猾又不負責任的男人，生命沒有比這更痛苦的事了。

我從〈約伯記〉開始跟她談生命的際遇，也分享了我在和信醫院裡遇到的許多病人的生命故事。我想讓她知道：上帝知道我們每個人的生命經歷，特別是苦難的生命，上帝必定會垂憐看顧。我跟她說：「我一直是這樣堅信著，也希望妳要有這樣的信心。」

她流著淚說：「牧師，我還是很軟弱。要不是因為放不下這孩子，真的很想就這樣了結生命。」在這種時刻，我真的說不出任何一句安慰的話。我唯一能做的就是問她：「我們一起來祈禱好嗎？」還好，每次這樣問她，她都會說「好」，這個回答反而安慰了我。

和信醫院的社工師是非常盡責的，每位入院病人都會分配到一位社工師。這位乳癌末期的母親更是社工關心的對象。每次看到她來門診，她都會親手推著坐在輪椅上的兒子，令人忍不住動容，想要伸手幫助她，但她總是堅持要自己來。明明她才是身患絕症的人，她卻一點也沒想到自己，一心照顧孩子。

她的妹妹事業有成，在東部開飯店，曾要她帶著兒子一起去住，姊妹可以互相照看。她去了，但沒有多久就回台北，因為她的孩子到陌生的環境會害怕不安，她不忍看到孩子每天情緒緊繃，只好作罷。

這位認命的母親繼續辛苦工作。無論生活再怎麼難熬，她還是親自照顧孩子，

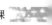

天天送孩子去特教班上課，然後去工作，賺取母子兩人的生活費。她希望自己能有足夠多的時間，好好養育孩子長大，即使知道孩子會成為自己的生命重擔，她還是努力陪著孩子。

這樣一來，她甚少有時間好好休息，抵抗力很自然就降低下來。她知道自己越來越容易疲倦，但看到孩子喜樂的表情和動作，她說：「所有的辛苦都值得。」

母親的眼淚

有一天，她按預定時間回醫院看診，出來的報告讓醫生驚訝，因為結果並不好。更進一步檢查後，才發現癌細胞已經轉移到骨頭。這次她驚嚇到不知所措，醫護人員都知道她的情況，也想盡辦法要幫忙她。

她入院的頻率越來越高，孩子也越來越大，也漸漸聽懂了媽媽教他的事。她向上帝祈禱，求主幫助她的孩子——雖然不能像一般孩童那樣身體齊全安好，但至少可以擁有平安的心靈。

有一次母親在等領藥，孩子看見我，就向我打招呼，然後主動跟我說：「牧師，你要替我媽媽禱告，求上帝讓她趕快好起來。」

母親沒有告訴孩子，她的情況已經是人為能力的極限了，她剩下的時日也已經不多。她很清楚，若這樣告訴孩子，孩子一定會崩潰，她不知道該怎麼說才好。

為了減輕她的負擔，和信醫院的社工師們替她的孩子找到市政府辦的「陽明教養院」，告訴她盡快準備好資料，他們會替她辦理。她知道這不是說要送就能送過去的，她必須提前準備許多事情，並且將情況告訴孩子。她用了很多時間跟孩子說這件事，才讓孩子點頭，母子倆在擁抱痛哭之後，孩子才讓媽媽親自將他帶到教養院，交給院方的老師。

在這段治療期間，只要身體狀況還可以，她就會去教養院探望孩子。每次要離開時，孩子哭，她也跟著哭。她知道自己不可能照顧孩子一輩子，卻又不知道該怎樣面對這種不得不分離的矛盾。每次我到病房探望她，她總會問我這樣的問題；身為傳道者的我，深深感受到自己的軟弱無力。

這位母親的經歷，讓我想起我剛開始牧會時所發生的 件事。一九七四年，

我剛從神學院畢業，被派到台東關山教會牧會，隔年（一九七五年）教會歡慶母親節，有主日學的學生唱祝賀的詩歌，也送禮物給所有母親。禮拜結束後，有一位姊妹留下來，紅著眼圈跟我說：「牧師，請你替我向上帝禱告。」我問她：「妳要我替妳向上帝禱告什麼？」她說：「看是讓我的孩子先走，要不就讓我活得比孩子還要久。」原來這位母親生了一個智能障礙的孩子。

我到關山教會牧會時，這孩子已經十一歲了，但智商卻只有四至五歲而已。除了自己會吃飯以外，其他生活大小事都需要父母或家人的協助。他也沒有辦法上學讀書，因為那時候政府還沒有設立「特教班」的制度。

後來，我幫忙這位姊妹帶孩子到彰化基督教醫院給「細漢蘭醫生」看診，那次門診，細漢蘭醫生教會了這個孩子怎樣處理自己的大小便，讓這位姊妹感動到流淚。也因為那次的經歷，以後每年母親節，我都提醒自己要小心注意講道的內容和舉辦的活動。

當我講出這段故事和這位母親分享時，她一直哭，哭了很久。

我一句話都沒有說，就只是坐在她病床邊的椅子上。直到她哭停了，她才慢慢地把一句話分成好幾段說出來：「牧師，那位媽媽對你說的，其實也是我心裡想說的話，但我不敢說出來。我怕上帝不高興，也怕你會罵我。」

我跟她說：「妳的痛苦上帝非常清楚。妳不用講出來，上帝也知道妳心中所想的。上帝也知道妳非常用心地在扶養這孩子。其實，醫院包括社工、醫護人員等，都是因為看見妳展現的母愛，受到很大的感動，才會主動想盡辦法幫忙妳。我也在妳身上看見上帝賞賜給妳特別的母愛而深受感動。上帝愛妳，我們大家都愛妳。我怎麼可能會罵妳呢？妳的母愛，比任何不用替孩子的發育成長而煩惱的母親都更偉大啊！」

聽我這樣說，她回應說：「牧師，你每次都會用許多鼓勵的話來安慰我，但我真的很痛苦啊！」這時，我也不知道該怎樣接下去。我唯一能做的，就是帶她一起向上帝禱告。

當社工師替她將孩子安頓好之後，過了些日子，上帝便將她帶回天家，享年五十二歲。每年母親節一到，我的腦海中就會浮現這對母子的影像。這麼多年過去，她擔憂孩子、痛哭流淚的模樣，始終是那麼清晰鮮明。

09

浪子的哭聲

年輕人哪，要留心我的話，聽從我的教訓。不要讓它們溜走，要記住它們，銘刻於心。因為得到它們，就是得著生命，得著健康。

——箴言4章20至22節

他是台東延平鄉布農族的青年，高中畢業就上來台北讀書，大學畢業、服完兵役就在中央政府原民會工作，是位很優秀的原住民青年。

他入院那天，我去探望他，他一看見我就馬上問說：「是牧師嗎？」我說：「你怎麼知道我是牧師？」他說：「你的衣服跟我一位親人穿的一樣，他也是牧師。」細問之下，才知道他那位親戚在布農族是很有名氣的牧師，然後他接著說：「但我會知道，是我在電視上看到你在主持節目。」

他帶著耳機在聽音樂，精神還不錯的樣子，嘴巴跟著音樂輕聲哼唱，還好隔壁床是空的。他是一個人，看起來似乎沒有人陪伴，我問他是否結婚了？他說「沒有」。有沒有家人陪伴？他也說「沒有」。

從談話中知道，他是在教會還境中成長的。遇到這種有信仰背景的病人，我都會先帶他們唱一首詩歌《至好朋友就是耶穌》，如果是長老教會的信徒，我會多帶他們唱一首《主耶和華是我牧者》。因為是很熟悉的詩歌，唱起來往往會有特別的感受和效果，不但病人會唱，更常有病人唱到流淚，甚至哭到唱不出聲音來。

音樂，是一種很有幫助的療癒方式。在醫院病房裡，經常看到病人或家屬在病床邊的茶几上放一台播放器，或是用手機下載和播放教會詩歌，這在基督徒病人身上很常見。每當我聽到熟悉的詩歌傳出，也會跟著唱，這時病人就會帶著微笑說：「原來牧師你也喜歡這首詩歌。」

這位布農青年很開朗又健談，我們唱完《至好朋友就是耶穌》之後，他感動得流下淚來，非常激動地問說：「牧師，可不可以再唱一次？」我說「好」，但這次他沒有唱，而是閉上眼睛聽我唱。我想，他是在回憶或是沉思這首詩歌的歌詞意

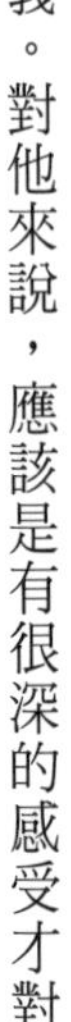

義。對他來說，應該是有很深的感受才對。

比「浪子」更糟糕

就這樣，我們打開了話匣子，他開始講述自己的生平故事。他說自己從小就跟著父母和兄弟姊妹一起到教會，去參加兒童主日學。放學回家後，他有事沒事就往教會跑，有時牧師看見他，會拿糖果給他，順便要他去打掃教室或清掃教會庭院。那時不只是他，好幾個村落的小孩都是這樣，大家會一起玩各種遊戲，父母要找人，就是到教會來找。

他說，教會的牧師也是自己的親人，所以叫牧師「伯伯」。講到這位牧師伯伯，他特別強調說：「整個部落的人都很敬重他，他講什麼，部落的人都會聽。」這也是當時原住民傳統文化的特色，如果牧師說教會需要什麼協助，只要酋長（就是現在的村長）一喊，大家都會出來。不過，時代變化得很快，現在從城市回去的青年，可不一定會聽牧師和酋長的話了。

他在描述這些事情時，眼神和表情特別真誠，眼中閃動著非常懷念的情感。他說他小時候，每逢禮拜日，全家都一定會到教會去禮拜，他們一群小孩子有二十來個，每次聚會都非常吵鬧，教會總是洋溢著溫馨熱鬧的氣氛。

我問他：「你回部落的時候，禮拜日會去教會參加禮拜嗎？」他說：「會，不敢不去，全村的人都去了，我不去，長老就會來家裡拜訪，那樣更不好。」我繼續問：「那你來到台北後，禮拜日有去哪間教會參加禮拜呢？」

他閉上眼睛，搖搖頭表示「沒有」。他沉默片刻，兩行淚水突然從他眼中流淌而下，他低聲地說：「是不是因為這樣，上帝不高興，懲罰了我？」

他說，自從他上台北念書，就不再去教會禮拜了。他一直記得以前在兒童班聽老師講「浪子回頭」的聖經故事，小時候聽沒有什麼特別感覺，現在生了重病，再想起這個故事，感觸很深。說到這裡，他低著頭說：「牧師，我的處境可能比那個『浪子故事』中的浪子更糟糕吧。」

他說；「這浪子還有機會回頭，可是現在，醫生說我是『末期』了，所剩的時間不多。這樣看來，我可能是連回頭的機會也沒有了！我要怎麼辦？」說到這裡，

 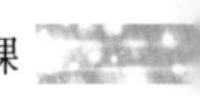

他終於哭出了聲音。

我靜靜地看著他，沒有出聲打擾。他哭了好一會兒，稍微停下，繼續說：「我相信我家族的人一定認為我就是被上帝懲罰，才會在不知不覺中罹患癌症，而且一檢查就已經是末期。牧師，我很害怕回鄉面對他們。」

我跟他說：「不要把生病當作上帝的懲罰。應該要反省的是：你的生活方式，特別是在飲食方面，是不是有什麼問題？尤其是肝癌，很多是跟喝酒有關。」於是我直接問他：「你有沒有常常喝酒？」他聽我這樣問，又閉上眼睛不說話，我就知道答案應該是「有」。

他一臉哀傷，流著淚說：「我來台北讀書，最痛快的事，就是跟同學吃宵夜、喝酒。因為在部落裡，教會管得很嚴，大家都不敢喝酒，怕被牧師知道了會被罵。我當兵時，不但喝酒，幾乎每天睡覺前都要先喝幾杯。退伍、開始工作後更常喝，因為我在原民會工作，接觸的對象大多是在都市的原住民，不喝酒的人少之又少。以前豐年祭，教會不准信徒喝酒，現在豐年祭，幾乎就是喝整晚。」

我問他：「你都喝哪一個牌子？」他說：「平常最常喝的，是小米酒，這不是公賣局的，是我們原住民自己釀造的。有時也喝高粱，或是『紅標米酒』。」他說到這裡，眼淚更是直直流個不停，幾乎已經泣不成聲：「我現在終於明白了，為什麼教會禁止我們喝酒。但牧師，我現在已經沒救了……」

後來我才知道，他不是一開始就在和信治療。他最早覺得身體不舒服時，曾去另一家醫院看診，服藥了好一陣子，但狀況沒有好轉。各種不舒服的現象越來越明顯，疲倦、沒有力氣，有時上班也會打瞌睡，還因此被長官斥責。他的同事要他到和信來檢查，醫生卻說「已經末期了」。

原本看起來開朗又樂觀的他，此時卻哭得像個無助的孩子。聽完他的告白，我跟他說：「我們一起來認罪祈禱。」我緊握他的手，為他向上帝祈求寬恕，赦免他的過錯。

病房中的歌聲

再次去探望他時，我發現有一位姊妹在陪伴他。起先，我以為那是他妹妹，那位女子說：「我是他妹妹沒錯，不過是表妹。我也在台北工作，所以來陪他。」

這表妹很關愛他，特別向公司請假兩天來醫院照顧他，替他按摩背部、手臂、手腕，也為他做腳底按摩。最令我意外的，是她手上竟然有一本《托爾斯泰短篇小說集》。她跟我說，當他要休息睡覺前，她會讀一篇給他聽。我在醫院服務這麼久，從來沒有見過這樣別出心裁的親情表達方式，很令我感動。

以後每次去探訪，我都看到有不同的年輕人在他病床邊陪伴著他，有的自稱是叔叔的兒子，有的是姑媽的女兒，都是部落中家族的人。他們告訴我，他生病的消息在部落裡傳開來，大家考慮到他的父母年紀比較大，行動不太方便，就替他的父母前來看顧他。大家透過手機排班，有時一次來兩個姊妹，有時來兩個兄弟。因此，他在和信住院足足三個月時間，完全沒有請看護，都是這些表兄弟姊妹輪班照顧他。

而他們最大的特色，就是會唱詩歌給他聽。有好幾次，我帶他唱詩歌時，照顧他的幾位表姊表妹竟然可以用「和聲」一起唱。布農族的和聲常被稱為「天韻」，表示聲音之美，幾乎無法形容。當他們和聲唱詩歌時，護理站的工作者都會進來病房探看，我想護理師也是想聽他們美妙的歌聲吧。

可能是家鄉牧師在他們心中備受尊崇的緣故，每次我要離開病房時，他們都有人送我到電梯口，即使我說「不用送」，他們也會堅持說「這是應該的」。當電梯上來、我進入電梯裡時，他們都會用很真誠的態度向我敬禮，說：「謝謝牧師！」有一次，有位專科護理師剛好跟我同時進入電梯，看見這景象就對我說：「牧師，他們對你好好喔！」

這三個月，我每個禮拜去和信工作時，都會去探望他。但每次看到他，他的身體情況都越來越衰弱，最後一次去探望時，他已經戴上氧氣罩，說話很困難，眼睛半瞇著。他用很脆弱的語調跟我說：「牧師，我想要回台東去。」說完，眼淚就流下來。

我緊緊握著他的手，帶著他和照顧他的鄉親一起祈禱。照顧他的兩位姊妹低聲哭泣著。我跟他說：「要記得向上帝祈禱，懇求上帝寬恕你的罪。」他聽了點點頭，表示知道。

隔天，他的家人包了一台救護車和隨車護士，載著他從台北開到台東延平鄉他

家。一個禮拜後，我接到他故鄉教會的牧師打電話給我，說他「安息了」，享年三十二歲。

那位牧師在電話中跟我這樣說：「盧牧師，聽他家族的人說，你在醫院很照顧他。我要代表教會向你說聲『謝謝你』。感謝上帝派你在和信醫院工作。若有到台東來，請記得來我們教會。」

我告訴那位牧師，若是可以，要多鼓勵外出的青年去教會參加禮拜聚會，才不會迷失生命的方向。我特別提醒他，在台北地區有許多教會都有華語禮拜，不用怕這些青年聽不懂；也可以鼓勵他們參加都市教會的青年團契，大家有互動，就會知道許多可以幫助自己的資源，這樣，他們來到都市工作，就不會受到誘惑，而失去了純樸的心靈。

我衷心希望，這位青年的悲劇不要再重演。

10 淚光閃爍的家庭會議

即使無花果樹不結果子，葡萄樹也沒有葡萄；即使橄欖樹不結橄欖，田地不產五穀；即使羊群死光，牛棚裡沒有牛；我仍然要因上主歡喜，因上帝——我的救主快樂。

——哈巴谷書3章17至18節

她是來自屏東萬丹的女青年，先生在竹科工作，育有一個三歲的女兒。她是一個芭蕾舞蹈家，在新竹住家開設舞蹈班，大約有二十名學生跟著她學習。

她很堅強，即使那樣忙碌，還是很細心地親自照顧女兒。可惜，後來因為身體不舒服，診斷出來時，已經是肺腺癌末期。為此，她的母親特地從萬丹上來新竹照顧稚齡的孫女，讓女兒可以去和信醫院安心治療。

每當提到萬丹，我都會有一股很特別的感情，因為我在神學院讀書時，有一位很要好的王姓同學就是來自萬丹教會，非常難過的是他在金門服兵役時出了意外而離世。有一次，我跟這位舞蹈家的母親說到這位王姓同學的家庭，她母親說：「那是一個很好的家庭，很可惜發生了這件事。」然後就談到自己的女兒，她忍不住流下眼淚，只有搖頭嘆氣，什麼話也說不出來。

這幾乎是每位父母都會有的痛苦心境。這位母親繼續說：「我好像聖經〈路得記〉（盧德傳）中的拿娥美（納敖米），失去了兒子，只剩下路得一個媳婦。而我是失去了女兒，剩下女婿和孫女。雖然如此，我還是相信上帝在苦難中對我說話，只是我聽不到，這是我最痛苦的事！」

剛開始，這位芭蕾舞老師每次入院化療後，回去並沒有休息，照樣去舞蹈教室指導學生。因為她認為送三歲女兒去幼稚園之後，自己一個人在家裡也很無聊，不如就為幾個「老學生」（意思是指學習的時間比較久）上課，也不會使自己一個人在家裡胡思亂想。

但她先生的想法不是這樣，他說在家裡可以好好休息，可是上課需要耗費體

力，希望她完全放下、專心養病。夫妻倆的想法不一，為此溝通了好幾次。但事實上，在化療開始之後，她深切地感受到身體越來越弱，體力也越來越差，在第四次化療後，她說自己好像連起床都會有力不從心的感覺，臥床的時間也越來越長，已經完全沒有為學生上課的體力了。

心中最掛慮的事

有一次她入院化療，問我說：「牧師，我覺得生命好像越來越接近尾聲了。你覺得我該怎樣準備？我不想現在跟我先生討論這件事，也不想跟媽媽談。但我想問牧師，我該怎樣準備生命最好的終結？」

在醫院工作，我不會主動跟病人提準備後事，除非病人主動提起，我就會跟他們討論、交換意見。因為台灣人對談死的事非常忌諱。她是一個很特別的病人，才三十歲左右的年紀，這麼年輕，卻主動提起此事，讓我感到相當意外。

我先問她：有什麼是心中最為掛慮的事？她說是三歲的小女兒。說完後，她又

接著說：「我相信先生會把女兒照顧得很好，這點應該不需要擔心，但心中總是無法真的放下心來，這算是心理上的矛盾吧。」她想了想，又說：「我最掛慮的，應該是我的母親。」

她母親早年守寡，認真養育她長大。在她上幼稚園時發現她很喜歡舞蹈，還特地送她去學練舞，直到她長大，也為了讓她去美國學芭蕾舞，把辛苦存起來的錢都用作她在美國兩年的學費和生活費。結果沒想到她才回來不到六年，就罹患這種病，讓她對母親感到很愧疚。

她從美國回來後，在高雄開舞蹈班，每禮拜都會回屏東家裡去陪伴母親住兩天，有時母親也會來高雄陪伴她。在一個偶然的機會下，經朋友介紹而認識現在的先生，很快就結婚。因先生在新竹科學園區工作，她便將高雄的舞蹈班結束，搬上來跟先生住在新竹。在那之後，母親就很少上來了，她也較少回去萬丹陪母親。直到她女兒生出，母親為了照顧她來新竹住了一年。後來她將女兒送去托嬰中心，母親便回屏東鄉下居住。直到她病了之後，母親才又上來陪伴照顧她。她總覺得虧欠母親很多、很多。

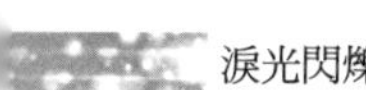

就這樣，我們從家庭生活談起。她說先生對她的愛和體貼無話可說，是個好先生。她說很幸運有這樣的先生，所以現在非常不捨，也很不甘。她問我說：「牧師，上帝真的會垂聽人的祈禱嗎？若是會，為什麼我一直祈禱上帝醫治我的病，可是我總是感覺不到上帝有聽到我祈禱的聲音，或是上帝不聽我的祈禱？有時我也會懷疑上帝到底怎麼了。牧師，請你告訴我，要怎樣祈禱，上帝才會聽得到？」

其實，不是只有她會問這樣的問題，很多基督徒遇到生命困境時，也常會發出相同的疑問。

我跟她說：「聖經告訴我們，上帝一定會垂聽痛苦之人祈禱的聲音，要有這樣的信心，一定要對上帝有信心。確實，我們面對困難，總是很期盼祈禱之後，馬上或很快就應驗了。只是上帝的時間和旨意，我們真的是很難理解。就像使徒保羅（保祿）所說的：『我們現在所看見的是間接從鏡子裡看見的影像，模糊不清，將來就會面對面看得清清楚楚。我現在對上帝的認識不完全，將來就會完全，正像上帝完全認識我一樣。』」（哥林多／格林多前書 13:12）

聽完我的話，她哭到流淚滿面，用雙手緊緊掩住自己的臉。我靜靜地坐在病床

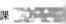

邊的椅子上，陪伴著她。

祈禱，就是講出心中想說的話

過了些時間，她問我說：「牧師，你認識一位名叫蔡瑞月的人嗎？」我說：「我知道這位舞蹈家，我個人並沒有見過她，但我見過她的兒子，也認識她的媳婦。我知道蔡瑞月是台灣第一位到日本去學現代舞的舞蹈家。她是台南太平境長老教會出身的青年喔！」

她說：「我很喜歡她的舞蹈作品，很欽佩她可以用現代舞編織出耶穌降生的故事。我也想用芭蕾舞來編織耶穌的降生和被釘十字架的舞蹈作品，以及耶穌所行的神蹟奇事。」

我建議她說：「妳或許可以向上帝許下這個願望，跟上帝說：若能幫助妳康復起來，妳願意用這種方式回應上帝的愛。」她說：「牧師，我現在的病已經是末期了，可以這樣祈禱嗎？」

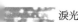

我說：「可以的，但上帝是否會應許，這我就不知道了。因為賞賜的是上帝，收回的，也是上帝。上帝有祂對每個人生命的時間，我們確實很難瞭解。」她聽了之後說：「牧師，你可以先替我這樣祈禱嗎？」於是我牽著她的手，並告訴她說：「我念一句，妳跟著我念一句、」

我說：「疼惜世人的上帝，我是某某某，身體非常虛弱，很希望能康復起來。懇求祢透過醫生和藥物的幫忙，幫忙我逐漸康復起來。如果我好起來，我願意將祢賞賜給我的舞蹈才能奉獻作為傳福音之用，奉主耶穌的名祈求，阿們。」

祈禱之後，她問我：「牧師，這樣就可以嗎？」我說：「是啊，這不是妳心中所期盼的嗎？」我跟她說，祈禱就是講出我們心中想說的話，並不需要什麼華麗的詞句，也不需要很長，說出心中想說的話就是了。因為我們心中在想什麼，上帝都清楚，在我們還沒有說出口之前，上帝就已經知道我們所需要的是什麼了（參考馬太／瑪竇福音6:8）。

但我還是告訴她，現在她最需要的是平安的心靈，因為她心中有掛慮，特別是三歲的小女兒和上了年紀的母親，這會使她心中沒有安寧，對生命的期盼也會更加

紛亂。因此我告訴她會在每天靈修中特別念著她，為她和她的家庭祈禱。

謝謝您，照顧我媽媽

那次之後，大約經過了八個月時間，這期間我常到病房去探望她，她越來越虛弱，住院的時間也比較久，不但要用氧氣罩，昏睡的時間也越來越長。

但令我敬佩的是，她並不懷疑或怨恨上帝沒有垂聽她的祈禱，她用非常虛弱的聲音跟我說：「或許上帝認為我還是回天家比較好吧。我還是感謝上帝，賞賜給我一個好家庭，特別是讓我有機會到國外學習舞蹈；我也感謝上帝賜給我很疼我的母親、很好的丈夫、很可愛的女兒。雖然我沒有機會扶養女兒長大，但我先生一定會盡心愛她。我還是感謝上帝。」

主治醫師召開家庭會議，讓家屬（主要是丈夫、公婆，和她的母親）知道時間差不多了，大家都要有心理準備。她的先生為此特地向公司請假兩個禮拜來醫院全程照顧，母親則是在家裡照顧孫女。我跟她的先生說：「你可以準備好她最喜歡穿

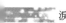

的衣服，等醫生宣佈安息時，可以在醫院為她潔身後換上。」然後也告訴他怎樣處理後事。

就在家庭會議後的第七天，她安息了，享年只有三十二歲。她先生希望我能替她主持告別禮拜，可惜的是我時間上確實很困難。她母親說希望把她帶回老家屏東萬丹教會，也安葬在萬丹墓園。我牽著她先生的手祈禱，懇求上帝的安慰與他同在。

我想起之前在開家庭會議時，她先生淚流不止地跟我說：「牧師，謝謝你，幫助她心靈得到平安。我感覺到她很平靜地面對這時刻。當她最後一次清醒過來，就緊緊抓住我的手，要我好好照顧女兒。我跟她說可以安心、不用擔心，女兒是我們共有的。然後她就帶著微笑說：『我先去囉。』就這樣，她沒有再醒過來。」

兩年後的一個禮拜日上午，我主持禮拜結束後，正在教會禮拜堂門口送會友，一個小女孩看見我，馬上跑到我跟前說「牧師好」，我一看，是舞蹈家的先生帶著女兒來參加禮拜。他說：「牧師，我特地帶女兒從新竹上來看你，也是要謝謝你。」這時，小女孩又跑過來抱著我的雙腿，說：「牧師謝謝您，照顧我媽媽。」

我感動到差點流出眼淚，蹲下來跟她說：「妳好棒、好可愛喔。」我知道小女孩這句話是她父親教她說的，但仍然帶給我很大的撫慰，我也跟她分享我在醫院探訪她母親的故事。然後小女孩的父親遞給我一張名片，並表示我有去新竹時，可以去看他們。

「好的。」我笑著回答他，看著父女二人，抬手按住差點流出的淚水。

11 不說話的病人

關心窮苦人的人多麼有福啊！在患難的時候，上主要看顧他們。

——詩篇41篇1節

這次碰到的病人，是來自屏東鄉鎮的二十八歲女子，在教會工作，是家中的老大。可能是因為先天的基因問題，她出生時體型就和一般人不太一樣，長大後個子非常矮小，也有點肥胖，但弟妹們都沒有這種狀況。

事情一開始，是有一天父母發覺她雙腳無力，無法站起來走路，趕緊送她去高雄的醫院檢查，結果是一種很罕見的「基因」變異疾病，造成骨髓無法長出正常的細胞。那家醫院表示他們無法治療這種疾病，她的父母只好傷心地將她帶回家，全家陷入不知如何是好的徬徨與悲傷中。教會的牧師很快被告知這件事，就呼籲全教

會的兄姊都來為這位姊妹祈禱，懇求上帝的手醫治她。

該教會有一位長老是醫師，聽到這消息後，馬上想到他有一位同學在和信醫院服務很久，立刻與對方聯絡。經過對方的引介，終於找到一線希望，母親帶著女兒包車從屏東小鄉鎮到高雄，再轉高鐵上台北。上來之前，這位長老還特地捐出一筆為數不少的錢存放在醫院，讓這位母親不用擔心醫療費用的事。

和信醫院有一位腫瘤科醫師，對於基因引發的病症頗有心得，接下這案例之後，馬上開始為這位姊妹進行診治。

和信的社工師跟我說，這位姊妹來到醫院時，都是愁眉苦臉，連一句話也不說，問她的所有問題，幾乎都是照顧她的母親代為回答。他也是從母親口中才知道，她們全家都信耶穌。

當我去病房探訪時，她們母女一看見我，就知道我是牧師（因為我穿的牧師服跟他們教會的牧師相同）。透過交談我逐漸瞭解，這個家庭經濟能力不好，她有一個最小的弟弟才四歲，一個大弟在加油站工作，另一個妹妹在大賣場服務，而她在教會當幹事。父母都沒有工作，全家都住在一起。現在是由父親照顧四歲的兒子，

母親專心照顧這位大女兒。這也是教會長老會提供一筆醫療費用給她就醫的原因。

第一次表露內心

第一次去探望這位姊妹時，如同社工師之前說的，她幾乎是一句話也不說，都是母親在旁邊代為回答。她母親說，可能她是被高雄那家醫院說「無法治療」給嚇到了吧。

我的工作就是安慰和鼓勵她，就跟她們母女說：「不要害怕。要對上帝有信心，我們的上帝會與妳同在。」然後我帶她們一起祈禱，沒想到祈禱完後，這位原本一語不發的姊妹竟然流下淚來。這是她第一次表露出她的內心。

當天晚上回家，我寫信給幾位參加和信醫院查經班的兄姊們，請他們相約找個時間，去探訪一下這位都不說話的姊妹。有參加查經班的人都知道，我經常提醒大家要努力實踐聖經的教導，去愛我們眼前可以看見、且需要幫助的人。於是他們馬上相互聯絡，利用中午休息時間，相偕去病房探視。

他們傳照片給我，我看到這位從入院後就不曾開口說話的姊妹，臉上終於露出笑容，還舉起右手跟我打招呼，因為他們告訴她說：「向牧師搖搖手，他擔心著妳。」

從此之後，我每次去探望她，她都會想辦法自己把床搖起來，也會帶著淡淡的微笑。我除了讀聖經給她們母女聽，也會帶她們母女吟唱詩歌。探訪的次數多了，話題也更多。她開始述說身體疾病帶給她的感受，也說她很想趕快治好，再次回到教會去工作。

主治的陳醫師非常用心，檢查再檢查，也從許多檢查數據中確認，她罹患的罕見基因病症，情況不是很樂觀，也不可能在短期內治好。有一陣子她因為白血球過低，進入隔離病房，後來陳醫師安排他的弟妹進行「骨髓移植」，她又在隔離病房裡住了一段時間。

她的教會保留了她的工作，她入院治療期間，工作暫時由別人代替。教會兄姊也積極參與捐助，那位幫她安排到和信就診的長老，也持續為她提供醫療所需的費用。大家都一再表示要她安心治療，且在每個禮拜的固定祈禱中為她的康復祈禱。

在和信醫院工作，我有時會遇到一些病人雖然有教會生活的背景，但當我問他們：「教會牧者或是小組知道你入院了嗎？」有不少病人回答說「不知道」或是「沒有人知道」。碰到這種情況，我都會問說：「是否允許我打電話告訴你教會的牧師？」有的病人想一想會回答「好」，但也常有病人說「不用」。

其實，教會是一個信仰團契，就像一個大家庭，若讓大家知道，大家就會主動關心和代禱。我為住院病人祈禱時，也會同時為醫生、護理人員祈禱，當然也包括看護在內，因為這些都是連在一起的，分不開。我會教導病人，記得要為醫生祈禱，懇求上帝賞賜給醫生足夠的知識，知道怎樣診治你的病症。

不想讓教會知道自己入院的病人，我都會尊重，因為現在很流行注重隱私。確實，教會也是人的組織，只要有人的地方，就常會發生「十嘴儿尻川」（台語，比喻人多嘴雜）的現象。但若讓牧師或傳道者知道，這種現象應該就會減少。就像這位姊妹的教會一樣，她教會的牧師、長老都很清楚她的病況，因此，只要有聚會，就會向大家報告她治療的近況，這樣一來，同教會的信徒在祈禱時，就知道怎樣為她祈禱。

其實，人最大的疾病就是「孤獨」，特別是被自己最親近的人給疏忽了。雖然光靠祈禱不能治癒疾病，但能為病人帶來被關愛的感受，讓病人不會感覺孤獨。

生命存活的力量

骨髓移植後的情況，一開始算是很不錯的，過沒多久，這位姊妹就從隔離病房轉到普通病房。有一天，主治醫師跟她說「妳可以出院了」，她一聽，頓時眼淚直直流下。

入院長達三個月，這段期間，屏東老家的親人即使想要上來探望，也非常困難，如今她可以回去，不僅是她個人感到相當興奮，照顧她的母親更是哽咽到說不出話來，只能勉強地擠出一句話：「感謝主！謝謝醫師。」

一間鄉下教會，全體信徒共同集資支援她就醫，特別是教會的這位醫生長老，在知道高雄的醫院說「無法醫治」後，還是不放棄，繼續四處打聽，最終順利轉送來台北和信。這種愛，就是一種生命存活的力量。

每次這位姊妹出院回去，大家都會不停地關心，給予鼓勵。但令人難過的是，她出院後，不時會出現一些意想不到的症狀，主治醫師再怎麼仔細檢查也查不出原因，讓她必須按時回醫院複診。

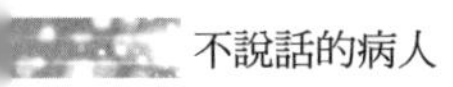

隨著時間過去，她的體重日漸減輕，從原本八十多公斤一路下降到五十公斤，食慾也越來越差。面對這種情況，有的醫生去圖書館尋找文獻資料，有的醫生去詢問其它醫院相關科別的醫師，但就是找不出她持續消瘦的原因。她出院後多次回診，還是無法獨自站立行走，就算有輔助器，仍是很困難，只能坐在輪椅上。

今年（二〇二四）九月中旬，她因為身體非常不舒服，緊急送回和信急診，很快就陷入昏迷而進入加護病房。就這樣，不到一個禮拜的時間，她安息了，享年只有二十九歲。

那位幫助她甚多的醫生長老，曾放了一筆錢在醫院，作為她的醫療費用。當她安息時，醫院聯繫這位長老，問他：是否要將剩餘的錢退回去給他？這位醫生長老說：「不用，就直接給她的家人。」

雖然這位姊妹的生命沒有救回來，但她的父母和整個家庭都因為這位醫生長老的愛，感受到很大的溫暖與安慰，也帶動了整間教會有更強的凝聚力，這就是愛的力量！

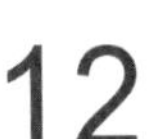

12 七年後的擁抱

我留下平安給你們，我把我的平安賜給你們。我所給你們的，跟世人所給的不同。你們心裡不要愁煩，也不要害怕。

——約翰福音14章27節

社工師遞給我一份資料，希望我去探望一位病人。

有新的病人入院、需要我去探訪時，社工師通常會先跟我說明病人的一些病情背景，有時也會簡單說明家庭狀況。這位女病人姓吳，七年前曾在和信醫院進行「骨髓移植」，現在是復發回來診治。社工師特別強調說：「病人有先問『盧牧師還有在這裡嗎？』，我們說『有』，她知道您還在這裡服務，就指定您去探訪她。」

我敲了敲病房的門，進去之後，發現她正在睡覺，看護也是。於是我先去探望另一位剛入院的病人。

她是來自基隆一間教會的信徒，正在化療。因為是信徒，我們聊起來就很容易，談到聖經經文也非常熟悉。她說常在電視上看我的節目，現在親眼看見我，讓她很驚訝。病人有這樣的反應並不是新鮮事，常常碰到，我都只能微笑說「謝謝」。

我帶領這位病人祈禱，沒想到她竟然說：「牧師，你的祈禱好短喔！」我笑了笑，回答說：「因為我不太會祈禱。」結果她笑到伸手遮住嘴巴說：「牧師很客氣耶。」

祈禱的方式

這邊結束後，大約在下午三點四十分左右，我再次去探望這位指定要我去的吳姊妹。這次她正在洗手間，看護問我是誰，我說是「牧師」。我在外面會談區等候，沒多久，看護帶吳姊妹過來。一看見我，吳姊妹就說：「盧牧師，好久不見，

你還認得我嗎？」

我說：「對不起，記不起來了。」她先說自己的名字，然後說：「我知道您一定不記得我了。沒關係，我記得您，而且記得很清楚。我這次一入院，就馬上跟護理站的護士小姐說我要找『牧師』，終於看見您了。真感謝主。」

接著吳姊妹開始介紹自己，並說到七年前因罹患淋巴癌進入和信醫院做骨髓移植手術。我忘記病人名字是很自然的，我既不是主治醫師，也不是個案管理師，而且看過的病人實在太多，除非是住院很久的病人才有辦法記住。

我常在和信醫院的中央櫃臺（掛號、批價、取藥處）或是候診區的走道上遇到病人來跟我打招呼，他們都會先自我介紹說他們曾住院過，我曾去探訪並為他們祈禱。遇到這樣的病人，我會留下來關心他們，並詢問他們回來醫院的原因，聊完之後也都會找個空間，帶病人和他們的家屬一起祈禱。

吳姊妹看見我非常高興，緊握著我的手，說她七年前來住院期間，我都會去探望她，也讀聖經給她聽，鼓勵她要對上帝有信心，然後教她怎樣祈禱。經她一說，我逐漸想起來了，那時的她確實是有點不安、焦慮。可是當時她並沒有讓我知道她是第三代基督徒。

通常，若是知道病人有基督教信仰背景，我都會先問說「在哪間教會聚會」，有的病人會說自己不屬於哪一間教會，這就表示病人已經很久沒有去教會了。對這樣的病人，我通常會當成「慕道者」看待。我也會因為病人的教會背景不同，講信仰的事就要有所差別，比如說，若病人是天主教的信徒，讀聖經時看到「上主」、「上帝」這些名詞，我會改用「天主」，要離開病房時，我也會用「天主保佑」等說法。

對屬於保守派的教會信徒，我會用「神」這個字，這是他們的習慣用詞。但一般我會用「上帝」來稱呼。有時候，遇到病人已經很久沒有去教會參加任何聚會，即使把他視為「慕道者」也會有困難，這樣的病人我就當作一般無信仰的人來看待，因為他們通常對聖經是完全陌生的。

但吳姊妹很特別，她跟我說依舊記得七年前我讀給她聽的經文，那次對她來說是生命極大的改變。她說最讓她感到震驚的，是我還教她怎樣祈禱，講解的祈禱方式和內容是那樣簡潔、清楚。吳姊妹說：「牧師，您還記得嗎？您是這樣子說的：

『祈禱不用太長，因為我們還沒有說出來之前，上帝已經知道我們內心想要說的話。因此，修飾過的華麗祈禱文並不會獲得上帝的特別注意。只要說出內心想說的就好。』」

牧師，請給我一個抱抱！

說完後，她問我說：「牧師，您還記得嗎，七年前您讀兩節經文給我聽，我到現在都還記得。您知道是哪段經文嗎？」我說：「我記不起來了。」

於是她就在我和看護面前背誦起來，那是〈約翰福音〉14章27節，耶穌說：「我留下平安給你們，我把我的平安賜給你們。我所給你們的，跟世人所給的不同。你們心裡不要愁煩，也不要害怕。」另外一節經文是〈約翰福音〉16章33節，耶穌說：「我把這件事告訴你們，是要使你們因跟我連結而有平安。在世上，你們有苦難；但是你們要勇敢，我已經勝過世界！」

原來，她將我讀給她聽的兩段經文一字不漏地背下來了。這讓我相當震驚，我第一次遇到病人這麼做。她還告訴我，那次出院後她就回到教會，去住家附近的一間「獨立」教會（意思是不屬於任何教派組織）參加禮拜，後來也加入了團契聚會。每當遇到困難，她都會誦念這兩節經文。

正當我們在談話時，吳姊妹的主治醫師（也是非常虔誠的基督徒）前來巡房，看見我們在交談，非常客氣又禮貌地跟我說：「盧牧師，你先，我等你結束後再過來，不急。」在和信醫院服務，我經常會遇到這樣尊重宗教師的醫師，他們知道病人需要心靈的慰藉。

吳姊妹這次入院，是因為癌症復發，準備進行第二次骨髓移植手術，這種治療的過程很辛苦。上一次，吳姊妹的兒子放棄學業陪伴她完成治療，經過七年，兒子不但完成了學業，也有穩定的工作。現在兩個孩子替母親請了一位看護，只要下班，他們就會輪流來醫院陪母親，然後才回家。

吳姊妹告訴我說：「牧師，其實我是第三代信徒。上次住院時沒有告訴您，但您還是讀聖經給我聽、帶領我祈禱，鼓勵我要學習自己向上帝祈禱。很奇怪，我就這樣聽進去了。謝謝您，幫我尋回原本已經失落了的信仰。」她一邊說著，眼淚緩

緩流了下來。

她說，她經常上網看我寫的講解聖經的資料，發現我寫了一大堆有關聖經的書。這次再度入院，她就向上帝祈禱說，希望能再遇到我。因此，她一入院馬上詢問我是否還在醫院服務，同時也請護理站聯絡社工師，希望我來探望她。

就這樣，我們談了將近一個小時。我鼓勵她對上帝要有信心，並且讀〈詩篇〉（聖詠）121篇給她聽，這一次，她是一句一句跟著我念。最後，我帶著她和看護一起祈禱。禱告結束時，吳姊妹一直擦拭著眼淚，連看護也跟著流淚。

我站起來跟她說：「願上帝賜福看顧妳。我會繼續為妳祈禱。」我正準備離開時，吳姊妹突然說：「牧師，請您給我一個抱抱！」

這讓我嚇了一跳，因為從來沒碰過向我提出這種請求的病人。我沒有任何猶豫，走上前抱住她。

吳姊妹的熱情，給了我極大的鼓勵與安慰。感謝上帝！

13

上帝會記得我嗎？

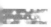

人生如泡影。一切的操勞都是虛空；他累積財富，卻不知道歸誰享受。

——詩篇39篇6節

這是一位五十四歲的中年男子，因為覺得身體不舒服而從中國回來，在南部一所教學醫院進行檢查，結果是罹患肝癌末期，醫生囑咐他留下來治療。他非常驚訝且不相信，因為身體過去一直都很健朗，沒有任何異樣，只是最近感覺怪怪的而已，怎麼才一檢查，就查出是肝癌末期，不會吧？

可以理解他無法接受這樣的檢查結果。他心中非常懊惱，又有點生氣，後來聽說和信醫院是專門治療癌症的醫院，便到和信再做一次檢查，沒想到結果相同，醫生還很詳細地為他解說整個病況，囑咐他最好留下來治療。

聽完，他馬上做了一個決定：立即回中國去，把事業移交清楚。他說：「我將所有事業全部都轉交給中國人了。」然後心情落寞地回到和信醫院，專心治療。

我接到通知去探望他時，並沒有瞭解更多背景。進了病房看見只有他一個人，也沒有其他家屬在身邊。在交談中他跟我說：「感謝上帝，還好，我沒有妻兒，父母都離開了，就是單身一個人。再來就是將生命交給上帝了。」聽他這樣說，就知道他一定有過教會生活的背景，於是我就詢問他過去在教會的聚會情形。

他說：「我生長在南部一個長老教會家庭，父親是教會長老，母親是執事。我從小就在教會活動中長大，直到來台北讀大學後才離開故鄉。但我上來台北後，沒有去參加任何教會聚會，因為我得利用課餘時間和假日去打工賺錢，繳交註冊、住宿和生活的費用。我家父母都務農，四個兄姊都是讀完國中或高中就開始工作。我是最小的兒子，只有我上大學。父母無法供給我上台北讀書生活的需要，我得想辦法養活自己。

「逐漸地，我離教會生活越來越遠。大學畢業服完兵役後，我很快就找到工作。公司老闆看到我工作勤快，二年後就派我去中國。在中國工作五年後，我決定離開公司，獨自出來創業，也確實賺了不少錢。我是很拼啦，但那時也沒有想什麼，真的是日夜都在『賣命』工作。現在才發現那真的是『賣肝』啊！」

我問他：「你回來台灣治療，有告訴兄姊讓他們知道嗎？」他說：「有，只是我和他們之間的感情並不特別好。自從我去中國後，就甚少回來，也很少聯絡，有時連農曆過年我也是留在公司裡過。父母去世時，我有回來，但辦好告別禮拜後，我就又回去了。不過這次，我有向四個兄姊說了。有兩個兄姊分別在不同的教會當長老，他們說會替我祈禱。兩個姊姊也問我為什麼跑到台北這麼遠的醫院做治療。我已經在醫院旁邊租了房子，這樣兄姊們上來看我，有個地方可以休息。」

三十年來的第一次祈禱

每次聽病人講述罹患重病的過程，我都會有很深的感觸，因為這不是我第一次聽到類似這樣的生命經歷。確實有不少人因為在事業上拼命，結果是賺了很多錢，卻賠上了生命，這真是可惜到極點的事。我想起耶穌所說的話：「一個人就是贏得了全世界，卻賠上了自己的生命，有什麼益處呢？沒有！他能夠拿什麼來換回自己的生命呢？」（馬可福音8:36-37）

依照這位病人過去的教會生活和成長背景，我可以從信仰層面跟他談生命的問題。於是我從「祈禱」的事開始談起，我問他：「這樣看來，你應該是很久都沒有祈禱了吧？」他說：「剛上來台北時，吃飯都會先感謝。但久了，有時為了要趕去打工，就忘了。過了一段時間，連吃飯感謝也忘了。」然後他沉思一下，就說：「應該有超過三十年了吧，不曾祈禱過，因為每天工作結束回到宿舍就很累，洗過澡躺下來就睡了。」

我跟他說：「上帝一定會傾聽所有遇到苦難的人的祈禱。因此，你可以先從祈禱開始，重建你已經失落的信仰。」他說：「可是我這麼久沒有祈禱了，上帝會記得我嗎？祂真的會聽嗎？不會吧？還是牧師你替我祈禱吧。」

我說：「會的！上帝最喜歡聽從來不祈禱的人的祈禱聲音。你很久沒有祈禱了，現在你一開口，上帝一定會驚訝地說：『耶？你還記得要跟我說話喔！』祂會既驚訝又欣慰。你真的可以向上帝祈禱，祂一定會垂聽。我來教你怎樣開始祈禱。」他聽了就說：「好，謝謝牧師，請你教我。」

於是我教他跟著我祈禱，我說：「天上的父親，請你原諒我離開祢很久了。我現在病了，很需要祢幫助我。奉耶穌的名。阿們。」他跟著我念完之後，有點驚訝地說：「牧師，就這樣簡單嗎？」我說：「是啊！這是你三十年來第一次祈禱，先向上帝表明你離開上帝，請求上帝寬恕、原諒，然後跟上帝說你病了，這樣就可以了。」

我跟他說，這樣的祈禱內容要連續三天，只要想到，就這樣祈禱。祈禱也不一定要出聲，可以輕聲或是用默禱的方式也可以。但最重要的一點是：上帝是神聖的，因此，祈禱一定要用真心，不能隨便、輕浮。我跟他說：「三天之後，才逐漸改變祈禱的內容。可以增加飯前的祈禱，祈求上帝賜福所吃的飲食，睡覺時請求上帝看顧保守，使你可以安眠。也可以為在中國接續你事業的人祈禱，因為那畢竟是你拼命建立起來的基業。」

他聽後問我說：「為什麼要連續三天？」我說：「三，這個數字在聖經中表示

『適當』，例如摩西（梅瑟）跟埃及國王說要讓他帶領以色列人走三天的路程去曠野敬拜上帝；又例如約拿（約納）在大魚的腹中三天；耶穌死後三天就復活等等。這樣的例子在聖經中很多。」於是他說「好」。我接著說：「現在你先帶我一起祈禱一次。」他就照著我前面教導他的禱告了一遍。

接下來，我讀〈詩篇〉第121篇給他聽，帶他吟唱最熟悉的一首聖詩《至好朋友就是耶穌》，並告訴他：「要信靠上帝，不要失志。上帝會與你同在的。一定要有這樣的信心。」要離開時，我告訴他，下次我會帶一本聖經來送給他。他流下眼淚，說：「謝謝牧師。」

這是我第一次去探望他。

印象深刻的一幕

第二次去探望他時，醫院已經開始為他進行化療，看起來他適應得還不錯。我送給他一本全新的《現代中文譯本修訂版》聖經，他接到手上時，摸著聖經的皮說：「哇，已經有三十多年沒有摸過聖經了。」他還做了一個讓我印象極為深刻的動作，就是雙手捧著聖經，低下頭深呼吸似地「聞了聞」，表情凜然而虔誠。這一幕至今都還在我腦海中存在著。

他知道〈詩篇〉就在聖經的中間，很快就翻到我上次讀給他聽的第121篇，打開後自己先朗讀了一次，然後跟我說：「牧師，我很喜歡這首詩篇。」我將這首詩篇一節節地解釋給他聽，並告訴他可以天天讀，有機會也可以讀一讀〈傳道書〉（訓道篇），應該會給他很多啟示。

因為他入院化療的關係，我每次去和信都會去探望他，但他的神色越來越差，化療的反應也越來越明顯：虛弱、厭食、無力、疲憊、愛睏等症狀都明顯地呈現出來，接著，有腹部積水的情形出現。我問他醫生是怎麼說的，他說醫生有說情形並不樂觀。但他沒有因此消極下來，因為在他第一次檢查時，就已經知道是肝癌末期，他知道自己來日不多了。而我唯一能做的，就是帶領他，告訴他祈禱就是跟上帝說話，他可以透過祈禱向上帝傾訴心中想說的話。

有一天我去探望他時，他已經戴上氧氣鼻導管幫助呼吸了。他看見我進入病房，很快就將病床搖起來，然後跟我說：「牧師，〈傳道書〉我已經讀過五遍了，現在又讀〈箴言〉。〈傳道書〉中有段話讓我很激動，就是5章13節說的：『在這世上我看見一件可悲的事：有人累積財富，反而害了自己。』這段話就是在說我。」我聽了之後說：「很好，你讀完聖經還會反省，跟上帝的關係就越接近了。」

我跟他說，應該好好準備安息之日的來臨，考慮接受「安寧治療」，並告訴他這種治療的方式和意義。他聽了之後非常同意，說等一下醫生來，就提出要轉安寧治療。他說：「我的兄姊們都有分別來看過我，二姊的三個孩子還在讀中小學，二哥的兩個孩子已上大學和高中，我要把所有的錢都給這些姪兒和姪女。畢竟兄姊們都沒有像我這樣，有機會上大學，我也沒有孝敬過父母，都是我兩個哥哥在照顧……」說到這裡，他流淚了，說話的聲音逐漸低下，最終泣不成聲。

每次去探訪，我都會帶他吟唱他所熟悉的聖詩，也聽聽他讀聖經後的感想。就這樣，三個月後，他回歸天家了。他的大哥將他帶回故鄉的教會舉行告別禮拜，也將他的骨灰甕與父母的安葬在一起。

他一生為事業「賣命」，如今，他終於將自己的生命交託到最好的歸處了。

14 傷心的老父親

家庭建立在智慧和諒解的基礎上。有知識的家庭　屋中必充滿貴重的寶物。

——箴言24章3至4節

在醫院服務，看到出出入入的病人多了，就會有「生命的價值觀是什麼？什麼是幸福？」這樣的感受在心中浮現。也因為這樣，我常跟躺在病床上的病人和家屬說：「財富多，不一定是幸福，知足的心，比什麼都重要。」話雖然這樣說，但真正聽得進去的人卻不多，有的人聽了還會露出詭異的微笑，或許他們心裡正在笑我這個牧師只會說些不切實際的話吧。

在和信醫院，每當癌末的病人剩下的日子不多，醫生和社工師都會聯絡病人的家屬開家庭會議。即使家屬在國外，也會設法聯絡上他們，希望他們回來開會，讓他們清楚知道親人所剩的時間不多了。

我有遇到一個家庭，兄弟三人，平時父親都是住在次子的家，已經好幾年時間了。開家庭會議時，長子就對二弟說：「現在由我來照顧。」二弟說「好」。但才三天，父親就安息了。長子馬上將父親的遺體送回自己家裡，也沒有聯繫二弟、三弟，就將家裡客廳布置成靈堂，請葬儀社將父親冰凍起來放在客廳，然後才通知兩個弟弟和親朋好友。

兩個弟弟知道了，非常不高興。原來老大這樣做，是想要讓親朋好友來看父親最後一眼時，把奠儀包給自己。老大也沒有準備簽名登記簿，讓二弟和三弟更加生氣，問老大說：「你怎麼可以這樣做？至少也要登記誰來探望、包多少奠儀啊！這樣以後我們才知道要怎樣回包，不是嗎？」老大完全不回應，就是不理會他們的要求。老二和老三準備雇用另一間葬儀社，將父親的遺體送回殯儀館，老大很生氣，用接近恐嚇的語氣說：「你們試試看，會讓你們陪著父親一起埋葬！」兩個兄弟無可奈何，只好離開老大的家。

幾天後，這兩位兄弟收到老大寄出的「訃聞」，寫著父親喪禮的地點就在老大的家。原來他已經請葬儀社設法申請使用道路，就在自家處辦理喪事。喪禮那天，兩個兄弟和家屬全都到了，也看見老大的兒子在接待桌那裡，白包一包包地收，除了回禮用的毛巾和一瓶礦泉水外，沒有任何收據。喪禮辦完後，兄弟兩人和其他家人就此和老大斷絕了關係。

分家產的四兄弟

我遇到另一位病人很痛苦地跟我說：「牧師，我這樣用心把孩子養大，真是慚愧萬分！」我問他：「怎麼了呢？」

他一邊流淚，一邊說出自己的故事：「我有四個兒子，很辛苦地將他們養大，也替他們買了房子。老大是工程師，老二是律師，老三是公務員，老四是建築師。我在妻子去世後，就將所有家產分給他們，四個兒子分的都一樣，沒有所謂『大孫頂尾子，財產多一份★』。他們都說好了，每個家庭輪流照顧我晚年生活，一個家庭負責一個月，也說好每年順序更換一次，這樣才不會排第二的都是負責二月，很公平。就這樣經過了三年，我每個月就要換一個家住，我也覺得還好。

「上個月中旬，我在老三的家，下樓梯時不小心踩空跌倒，左手和左腳骨折，送到醫院去急診，檢查時才查出我有腦瘤，需要開刀，之後還要繼續化療。在公立醫院開完刀、處理好骨折後，兒子們說腦癌的治療還是來和信這裡比較好，我沒有意見，就被送來這裡住院治療。

「現在醫生說我可以出院了，但老三不來接我回去，他說已經是下個月了，該輪到老四來接我去住才對。老四說我上次在老三家才住十六天，還有兩個禮拜才滿，又是在他家摔倒的，他有責任照顧到我康復起來，至少也要住滿一個月才輪到他。我趁老大和老二夫婦來醫院探望我時，講老三和老四爭執的事給他們聽，結果老大和老二都沒有講要怎麼解決，也不去勸兩個弟弟，只講一些話來敷衍我。」

這父親告訴我說：「牧師，我把財產全都分給他們了，手上只剩下零用錢，現在連在醫院的看護也是我自己出的錢。我覺得很悲哀啊！養這樣的兒子有什麼用？」

我問說：「你怎麼都沒有替自己留一些錢，在身邊好備用？」他說：「我想他們都受過高等教育，且都有很好、很穩定的工作和收入。我想說，留錢在身邊，能用的機會也不多，保管起來又麻煩，也怕到時我萬一突然去世了，他們會因為分配不均起衝突，這樣很難看。我已經八十多歲了，再活也沒有幾年，怎會想到還有跌倒受傷、發現腦瘤這種事，又需要後續治療。早知道就不要開刀，就讓我這樣死掉反而會更好些，唉……」他一邊講，一邊哭。

上帝的奇妙安排

第三次去探訪這個老人家，剛好四個兄弟都在場，一問之下才知道是老父親分別打電話給他們，要他們都來醫院，有後事要交代。後來我才知道，這個老人家知

★台語，意思是說家中要分財產的時候，長孫可以跟所有的兒子一樣，也分得一份家產，以突顯長孫的重要性。

道自己狀況很不好，又知道我固定每個禮拜一下午去探望他，所以他希望當著我的面講出四個兒子的問題，要我替他做個評斷。

我事先不知情，感覺自己被設計了，但感受到冥冥中有上帝的聖靈在引導。因為這次要去探望這位老人家時，我手上剛好有準備聖經經文和詩歌。更巧的是，這些詩歌和經文是上次一個原住民青年入院時，我看到他部落裡的親人都輪流來探望他，替他擦拭身體、按摩，而且每次來的都是不同人，有的帶水果、有的塞紅包，大家都有一起分擔的心，讓我深受感動。因此我印好經文和詩歌，帶給這些部落親友，一起在病房裡禮拜用。

我用的經文有兩段，一是〈路加福音〉第12章，耶穌說：「你們要謹慎自守，躲避各樣的貪婪；因為一個人無論怎樣富裕，他的真生命不在乎他有多少財產。」（12:15）以及「那為自己積聚財富，在上帝眼中卻不富足的人也是這樣。」（12:21）另外是〈詩篇〉第133篇：「弟兄姊妹和睦相處是多麼幸福，多麼快樂！這好比珍貴的香液，從亞倫頭上流到鬍鬚，又流到他的衣襟。這好比黑門山的甘露，降落在錫安的群山嶺。在那裡上主應許賜福——賜下永恆的生命。」

我當時就是用這些經文，來肯定這些部落原住民輪流照顧自己兄弟的感人作為。而現在，這老人家的四個兒子剛好都在各自的教會擔任長老，他們對這些經文和詩歌也很熟悉，但他們對老父親的所作所為，卻和這些部落原住民大不相同。

這時，老大笑著對我說：「盧牧師，我很早就認識你了，你可能已經不記得我了吧。我參加過你帶領的大專聖經神學研究班。」他一講完，老二、老三分別說：「我們教會也有邀請你來講道。」老四則說：「牧師，上個月你有來我們教會講道，之後又有一場專題演講，很精彩喔，我都有參加。」

於是我們開始簡短的禮拜，因為經文都很淺白，詩歌大家都熟，單單歌詞就足以感動人心。我只解釋了一個觀念：所謂「富有」，就是會知足。會知足的人，就會伸出手給需要的人。所謂「貧窮」，就是永遠覺得不夠多，還要更多。即使已經很多了，還是覺得不夠。活在這個繁華的世代，怎樣讓我們的生命感到富有，而不是貧窮，其實只是一念之間而已。我引用使徒保羅所說的話：「一個人若知足，宗教的確可以使他富有。」（提摩太／弟茂德前書 6:6）

我說：「我們信耶穌的人，就是要學會知足的心。」最後要祈禱時，我用左手牽著這個老父親的左手，然後把右手伸出來，要他們手拉手一起祈禱。

祈禱結束後，老大對父親和三位弟弟說：「等一下我來問醫生，看爸爸什麼時候可以出院。」話剛說完，突然病房門開了，主治醫師和護理長走進來，醫生說：「怎麼今天有這麼多人，你們都是家屬？」老父親說：「他們都是我的兒子，四個。」然後逐一介紹給醫生認識。

醫生說：「你們的父親早就可以出院了，他說要等你們來，我以為你們都住在國外，是嗎？」老大一聽，臉上閃過羞愧的神色，趕緊跟醫生說：「我明天就來辦出院手續。」然後他們一起向醫生道謝。

老大送醫生出病房之後，轉身對其他人說：「我今天回去整理一下，明天早上我來接爸爸回我家去住。以後都是我負責，包括送回醫院複診。」然後他對父親說：「爸啊，以後你就住在我家，不用搬來搬去了。」老父親聽了老淚縱橫地說：「真多謝！」這時，三個弟弟竟然異口同聲對老大說：「怎麼可以由你獨自負擔？」老大說：「這不是負擔，是我當長子的責任！」

我退出病房，讓四個兒子和他們的父親相聚。我心裡一直想著：今天這場際

遇，莫非是上帝奇妙的手在帶領，不然怎麼會那麼巧，我身上剛好帶著印好的經文和詩歌，內容也剛好對應到他們家的情況，而且我事前完全不知道老父親今天召集了所有的兒子前來。

工作結束回家的路上，我腦海中一直浮現那位原住民青年和來探望他的部落親友的身影，並穿插著今天下午遇到的奇妙巧合。這真是上帝特別的安排，否則不會這麼快有這樣大的改變。我領悟到：原來神蹟就是這樣出現的，不用刻意做什麼安排，每件事只要用真誠、疼惜的心去做，上帝就會伸手扶持、帶領。因為在人看來是不能的，在上帝手中沒有不能成就的事！

15

最溫馨的臨終相聚

信我的人，雖然死了，仍然要活著；活著信我的人一定永遠不死。你信這一切嗎？

——約翰福音11章25至26節

她是一位勇敢的病人，當醫生看到她的檢驗報告後，很清楚地告訴她是胰臟癌末期。這時，她只問當護理師的兒子一句話：「我的病是否就這樣沒有救了？」兒子沒有隱瞞，也直白地告訴母親說：「是的，看來就是這樣子。」

於是，她決定聽從她女兒的牧師（也就是我）的建議，從兒子任職的台中地區醫院，轉來台北和信醫院治療。兒子也辭去該醫院護理師的工作，專心照顧母親。辦理好入院手續、住進病房後，和信醫院根據她在台中的檢驗報告，又進行了

一些相關的檢查，醫生很細心地和這對母子講解整個治療過程。兒子是護理師，心中早已有底，知道母親的情況不樂觀。因此，他跟住在台北的姊姊、姊夫討論，讓母親有個舒適、美好的生命最後階段。雖然沒有轉「安寧治療」，但差不多就是用這種方式進行。

我依照往常到醫院服務的時間去探望她，每次都看見兒子陪伴在母親身邊。他們家的女兒因為嫁給信耶穌的先生，每個禮拜日會到我牧養的台北東門教會禮拜，女兒夫婦也是我證婚的。只要這位病人化療後出院，就會去住在女兒家，女兒家中還有兩個讀國小的孫女。

女兒家並不寬敞，為了方便照顧生病的她，兩個小女孩住一間，另一間則添購了適合她的單人床，並且在房裡裝了電視，讓她有自己的空間。身為護理師的兒子北上時，就在她住的房間裡打地鋪。

住在女兒家時，兩個讀國小的孫女總是阿嬤長、阿嬤短的，從她們出生後都沒有這樣親密過；也因為舅舅常來住，兩個小女孩跟舅舅變得非常親密。每當母親臨時發生狀況送急診，或是按時回醫院治療住院，只要有空，女婿就會開車載全家大

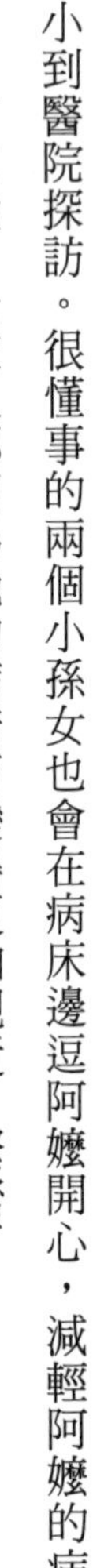

小到醫院探訪。很懂事的兩個小孫女也會在病床邊逗阿嬤開心，減輕阿嬤的病痛。

可以說，全家人都因為她的病情而變得更加親近、緊密了。

為護理人員打分數

我跟她並不陌生，因為從她女兒婚後，她若有上來台北，都會跟女兒、女婿一起來教會參加禮拜。因此，她也聽我講過基督教信仰，有初步的認識。

她出身台中望族世家，小時候母親就過世，由大她十八歲的大姊撫養長大。她年輕時，將工作所得都用來培育兩個兒女，兒子是讀護理專科畢業，女兒在大學專攻食品營養，廚藝極佳，後來留學法國。女兒還有另一項專長是吹長笛，正好和會拉小提琴的女婿配成一對。

她在和信醫院治療時，都是女兒親自烹煮三餐、帶去醫院給她。出院在女兒家裡時，女兒更是將所學的美食技能發揮到淋漓盡致，只希望母親吃得下、多吃一點。更美妙的是，晚餐後，女婿會帶領一家四口舉辦小型的音樂會——一把小提琴

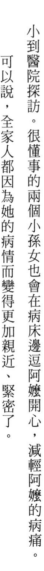

（女婿）、一支長笛（女兒）、一支豎笛（大孫女）和一把大提琴（小孫女）——當作她的「音樂治療」。

某次她住院治療，我跟她聊到住院的感受。她跟我談到醫護人員巡房的各種現象，我順勢建議她可以作筆記，寫下醫護人員巡房時間、記下護理人員的名字。醫生巡視病房時就要注意聽跟隨在醫生旁邊的護理人員說的話，或是注意聽醫生對護理人員說什麼。若有聽不懂的，或有任何疑問都要問醫生，他們一定會回答的。

我也告訴她說：可以私下替護理人員所做的工作和態度打分數。我說這很重要，或許有一天，她的這些筆記和記分資料，會成為醫院最好的護理教材。

她果真這樣做了！她在臨終前，從枕頭下拿出一本簿子給我看，裡面確實寫上了護理人員的名字、工作時間、為她做哪些工作、說了哪些話，最後是她給的分數。她用十分當作準則，我看到有寫七分或八分、九分的；最高是九．五分，而且還在九．五分旁邊劃上四顆半的星星，真是有趣。

她笑著跟我說：「若可以選媳婦，我會選這個九．五分的。」我問她，有沒有問這位九．五分的護理師結婚了沒？她說：「我沒問，也不好意思問。」我說妳就

直接問她是否結婚了，若是還沒，就跟她說：「可不可以來當我的媳婦，我的兒子還沒有結婚。」她笑著跟我說：「喔，我不敢！」

進入天堂的門票

經過約兩個月時間，她的身體越來越虛弱，住院的時間也越來越長。有一天，有一位牧師去探望她，那是她女婿父親的親人。他們怎樣談到信仰，我不太清楚，只知道那次之後不久是我去探望。

她問我說：「盧牧師，我每次到台北，都會和女婿一家到你教會去禮拜。你講道我聽得懂，也喜歡聽。我也認為自己已經相信耶穌了，只是還沒有受洗而已。這樣，我沒有受洗，是否就不能進『天堂』呢？」我說：「妳怎麼會有這樣的疑問？最重要的不是受洗，而是妳確定相信耶穌，並不一定非要受洗不可。」

她說：「可是我親家的親人也是牧師，他前幾天和親家來看我，跟我說『若沒有受洗，等於沒有拿到進入天堂的門票』。我很擔心進不了天堂。」聽了她的問題，我跟她說：「受洗和進天堂，這是兩回事。耶穌說，只要是活著信他的人，就會有復活的生命在等待著。」（參考約翰福音11:26）

我說：「會想要信耶穌的人，就是心中已經有悔改之意，否則不會想要信耶穌。妳已經確定信耶穌了，這樣就夠了，這一點才是最重要的，有很多人雖然受過洗了，但沒有活出悔改的生命，還是壞事連連做。還有更重要的認知是：沒有人可以替上帝決定誰可以進天堂、誰不能進天堂，因為這主權是在上帝手中，是上帝決定的。上帝要讓一個沒有受過洗禮的人進入天堂，沒有任何人能夠阻止。」

她聽完之後，臉上露出微笑和滿足感，輕聲地對我說：「牧師，我相信耶穌就是救主。我知道祂一定會救我。」說完，我牽著她的手放在聖經上祈禱。

再過一個月，她更虛弱了。我提醒她，趁著手腳還有力氣、思路清楚，要做兩件事：一是不要讓生命有遺憾，比如說想要看的人或是想要做的事，把握時間去完成。二是找個時間回台中，將該處理的事都辦理好，因為有些事是要本人出面才可以完成的。

她明白我在說什麼，因此，特地向醫院請假兩天回台中，辦理好了之後再回

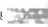

來。這時，她已經無力走動了。她告訴我，她心中還有一件事，就是最想見的人還沒有見到。她要兒子回台中親自通知大姨媽（也就是撫養她長大的大姊），說母親來日不多，很希望在臨終之前能見大姨媽一面，因為母親已經無法下床了。

果然，大姨媽在兒子的陪伴下，特地上來和信醫院探望最小的妹妹。姊妹兩人緊緊地相擁而泣，孩子們也跟著流淚。短暫又滿足的相聚之後，大姊要回去之前跟她說：「就這樣，妳離開時，我不會再上來了。」這是台灣人的傳統習俗，當長輩的不為晚輩送終。

二〇一七年九月的一個夜晚，我接到她女婿的電話，說岳母已經安息了，正如醫生所預估的，大約是四個月左右的時間。享年六十五歲。

我搭計程車趕過去。非常碰巧的是，那位被她評分九・五的護理師那晚正好值班，知道了也趕到病房協助。

在這之前，我交代過她的女兒，要先將母親要穿的衣服準備好，以及梳妝的用品，因此，女兒全家大小和弟弟都參與了母親的遺容整理。兩個讀國小的孫女替阿嬤上妝，她們畫好眉毛，站在病床尾看過去，問身邊那位九・五分的護理師說：「阿姨，妳看兩邊的眉毛有均勻嗎？」這位護理師稱讚說：「好美喔，妳們替阿嬤打扮得很漂亮。」兩個小孫女很滿足地露出微笑，跟阿嬤說：「阿嬤，妳好美喔！」

這個家庭知道母親、阿嬤將不久於世，因此，對兩個幼小女兒的教導是讓她們知道真實狀況，也因此她們很珍惜和阿嬤短暫的相處時間，讓阿嬤能帶著平安、喜樂的心境回到天家。

告別禮拜後，他們用花葬的方式安葬，大孫女帶著她的豎笛，在花葬阿嬤的地方吹起優雅的樂聲。直到現在，雖然知道花葬區域的土已經翻了好幾回，每年他們全家依舊去花葬墓園追思懷念她。

16

計程車上的奇遇

天下萬事都有定期，都有上帝特定的時間。

——傳道書（訓道篇）3章1節

我在一九八四年八月到南部這間教會牧會，那時他還不是牧師，和另外兩位同一間教會的青年正在台南神學院就讀。兼任教會的幼稚園老師和教會幹事的一位女教友，後來成為他的妻子，所以我們都很熟。他在神學院畢業後，受派去屏東地區開始牧養工作，後來轉至台北近桃園的一間教會牧會。

他發現罹患攝護腺癌時，已到了末期。他立即到當地附近的一間大型教學醫院開刀治療，但接著要進行化療時，醫生說可能要等一些時間才有病房。我聽到這個消息，問他是否考慮轉到和信醫院進行化療，雖然離他居住的地方較遠（約一個小時多的車程），但馬上就有病房，也有很會和病人溝通的好醫生和護理人員。

依長老教會規定，教會一次只能准許三個月的假，但一個化療療程至少需要半年。所以我和他說，在他化療期間，他教會所有需要牧師主持的聚會，我都可以協助，要他不用擔心。他聽了之後很感動，也放下心來，便同意轉來和信醫院進行化療。

他牧養的教會很有愛心，聽到他確定要去和信進行化療，也請兩位長老、執事負責開車接送，包括急診在內，都負起接送的責任。後來，我每個月至少有一、二次去該教會協助禮拜天講道，也負責主持聖餐禮拜、專題演講等。直到他去世一年後，該教會聘到新的牧師就任，我才結束協助的工作。

第一次化療結束出院後，他沒什麼痛苦或不良反應；也因此，忙碌的教會工作，無論是禮拜日主持禮拜、講道，以及各種聚會（包括會友結婚、去世的告別禮拜等等）他都還是親自主持。我一再勸他不要這樣，化療才剛開始，最好是盡可能避開群眾，以免因感染或發燒而延長了療程；他的教會長老們很疼愛他，也勸他專心治療，但他還是堅持要親自主持教會的各項活動。

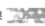

如同我提醒過他的，化療持續進行之後，身體會越來越虛弱，抵抗力也會越來越差。剛開始接受化療時，他嚴厲要求自己每天至少走路一萬步，走不到兩個月，就無法繼續下去，三個月後，他發現自己連走路都沒什麼力氣了。

知道消息後，我和妻子一起去探望他。

搭錯車，卻找到迷失的羊

在這之前，我和妻子曾特地去他牧養的教會參加禮拜天的禮拜。他的講道很有力道，也很認真地講解聖經經文，讓我受益良多，覺得下一代傳道者若都如此，就是長老教會的「希望」。在我的瞭解裡，與他同期的傳道者中，他是最善於論述聖經與信仰、最認真寫作的一位。他經營一個網路部落格，接近兩萬個粉絲，這真的很不簡單，讓我自嘆不如。

還記得那次參加他的禮拜，我們是搭捷運到終點站，出了車站就有計程車，我拿教會地址給司機看，計程車大約跑了三十分鐘，印象中是彎彎曲曲的山路。這次

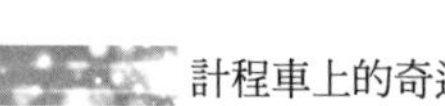

去探望他，我也打算按照原來的交通方式前往。可是出了捷運站後，我發現四周的場景跟上次不太一樣，一問之下才知道，我們捷運搭錯線了！

我跟妻子說：「算了，我們搭計程車過去吧。」於是，我們在捷運站外招了一台計程車，把地址給司機看。司機很和氣，說他知道這地址。

車子不久就離開市區，走進一條山路，但我感覺跟上次的路線似乎不太一樣，因此，我問司機：「這是開到我要去的地方嗎？」司機說「是」，我問大約需要多久，司機說大約三十分鐘。上次也大約是這樣的車程時間，但我想還是先打個電話和他說一聲才好。在電話中，他問我們在哪裡，我說我也不知道，不過司機說大概三十分鐘會到。他說他的妻子會在門口等我們。

我講完電話，這位司機忽然問我：「你也信耶穌嗎？我聽你好像是在跟牧師講話。」我說：「是啊，我信耶穌。」司機說：「我也是。」這一聽，感覺就加倍溫暖起來。

我問：「你是哪一間教會的？」司機說：「我現在都沒有去禮拜了。從前是在嘉義的鹽水教會。」

我說：「什麼？在鹽水。是長老教會嗎？」他說：「是，從小就在鹽水教會參加兒童主日學，也參加青年團契、聖歌隊。」

我問說：「你在鹽水教會時，那時的牧師叫什麼名字？」他說：「湯孟宗牧師。」

我說：「什麼！我們很熟耶。我是盧俊義牧師，以前我在嘉義牧會，跟湯牧師的教會很近，我們常在一起。現在湯牧師和我都已經退休了。」他聽到我的名字有點吃驚，立刻從後照鏡中看向我，然後露出微笑說：「難怪我覺得你有點眼熟，我常常在民視電視上看到你。」

我問他：「你怎麼上來台北後，就沒有再去教會了呢？」

他說出了過去的生命經歷：「我中學畢業後，上來台北打拼，很認真學習跟貨車、當捆工。當兵回來後，覺得開貨車可以賺更多，就學會開貨車，也開過聯結車和客運車。最後還是覺得開貨車比較自由。所以退伍後，就在新莊、三重一帶開貨車。」

他說，剛開始時，還會記得禮拜日抽空去參加禮拜，但當車班多了，錢也賺得多了，結了婚、有了孩子之後，就更忙著賺錢，就這樣離教會越來越遠。

這段期間，他也染上了酒癮，有一次還因為喝酒出車禍、昏迷不醒，足足在醫院加護病房躺了四十天才醒過來。他說自己這條命是上帝替他撿回來的。如今妻子已經回天家，兒女也都結婚成家、有了孫子，他現在是一個人住，平日在一家貨運行開車，週末開計程車。

我說：「你從小在教會上主日學，也參加過聖歌隊、青年團契等，現在應該再回去教會禮拜，尤其是你的生命可說是上帝為你留下來的，你應該禮拜天去敬拜上帝才對。你可以找住家附近的教會，禮拜日帶著兒孫去，讓孫子上兒童主日學，你和兒子也可以參加禮拜。用這種方式感謝上帝。」他帶著微笑回我說：「好，我回去後就先去找教會。」

車程比司機跟我說的還要遠，將近四十分鐘才到達，我要拜訪的牧師夫婦已經在門口等候。我看車資是六百二十五元，正要拿錢出來時，司機竟然說：「牧師，不用。」我說：「絕對不可以，你一定要收下。」我拿一千塊錢給他，他找我五百。他說：「牧師，這樣就可以了。」

我說：「真感謝，也真高興。上帝真奇妙，讓我搭錯車，卻遇上你這隻迷失的羊。」他說：「牧師，真感謝你的鼓勵，我會去找教會聚會的。」

下車時，我一再鼓勵他一定要記住我說的話，去參加聚會。

筆耕到最後

無論是誰，遇上癌症末期，即使有接受治療，也要有這樣的認識：認真考慮準備後事。這並不是對醫生沒有信心，更不是對上帝沒有全心倚靠。其實生命的事都有上帝的旨意在其中。但有準備好，就可以專心接受治療。我這樣告訴我的這位牧師好友，當傳道者的我們，面對死亡來臨，更應該要安然面對。

他的治療期間，正是新冠肺炎開始肆虐時，醫院有很多限制。有一次他入院，我申請特別探望。進到病房時，他的妻子正好回家去拿物品，就只有我們兩人在病房中。他告訴我說：「盧牧師，我寫完一本《路得記釋義》，是否可以請您將稿子帶回去看，然後也寫下您的釋義，這樣就算我們兩個人『合著』。」

我以為他是要我寫推薦序，他說：「不是，是我們兩個人一起合作寫，你看我寫的哪裡需要補足，或是有不同的觀點，也可以寫上去，這樣，就有一本不是只有一種觀點的聖經釋義書。希望您會答應。」

我知道他在台南神學院時是專攻舊約聖經神學，我沒有他這樣的水準，因此我跟他說：「這有點困難。因為我的舊約神學的研究薄弱，恐怕我的注釋會妨礙了你所寫的。」他表示若我能重新考慮，他會很期待，因為他知道我一直不停在寫並出版聖經釋義的書。他夫婦倆也曾來到我家，看見我的藏書比以前他們看到的多出好幾倍。

過了一段時間，他的病情持續變嚴重，剩下時日不多了。我鼓勵他轉安寧治療，甚至跟醫院申請轉「居家安寧照護」，這樣可以節省許多住院的費用，更重要的是家人每天都可以陪伴在身邊，以免因疫情期間限制，病房只能有一個人，這對即將臨終的病人來說很不好。

他們聽進去了。和信醫院也告訴他們，因為路途比較遙遠，可以轉介由他們家附近的榮民醫院接手照顧，徵得同意後，就將他的病歷轉過去。榮民醫院很體貼，派護理人員去他家訪視、給藥，並提供各種服務。

我聽到他回家進行「居家安寧照護」，就約了濟南教會的黃春生牧師一起去他住的牧師館探望，並在他家裡舉行家庭禮拜。我也順著那天去探望時，跟他的妻子說，若是離開的時間到了，就在家裡跟兒子、女兒一起替他清潔身體，然後抹上香香的乳液，穿上他喜歡的衣服，這就是可以為他做的最美好、也是最後的一件事。後來他們真的這樣做了。幾天後，我接到消息，他安息回天家，享年六十五歲。

17 牧師，請為我禱告

上帝那麼愛世人，甚至賜下他的獨子，要使所有信他的人不致滅亡，反得永恆的生命。

——約翰福音3章16節

這位二十九歲的病人，自東海大學畢業後，原本在北部一間科技公司工作，因父母住高雄鄉下務農、姊姊已經出嫁，因此決定回到南部工作，好就近陪伴父母。

因為新的工作單位要求新進員工要先去做身體健康檢查，他就到高雄一家醫院去健檢，沒有想到這一檢，竟然是肺腺癌末期，簡直是晴天霹靂的打擊，也是他生命中至今影響最重大的一件事。只是他一直不解，為什麼會這樣？平時都不覺得有什麼異樣啊！會不會檢查有誤？

他馬上告訴還在台北工作的女友，她要他馬上來台大醫院檢查，也幫他掛號。於是女友陪伴他到台大醫院看胸腔內科，他把之前的檢查報告給醫生看，請醫生替他安排更詳細的檢查。醫生聽了他的狀況，先看過他在高雄檢查的報告，也再做一次很仔細的檢查，結果證實他的病況就是肺腺癌末期，建議他先回家等候通知、準備入院治療。醫生一再叮嚀要治療，不能拖延。

在等候台大通知期間，他又在女友建議下，去和信醫院檢查。他想，反正台大那裡也可能要等上兩三天，於是就在女友陪同下，把高雄那間醫院的片子、診斷書，以及台大的檢查資料都帶去和信醫院，也一樣是掛胸腔內科。

和信醫院給的回應和檢查結果，和台大醫院完全相同。醫生非常用心，細心地建議他可以做哪些治療，且詳細說明了整個療程。但和信的醫生沒有告訴他「病情不樂觀」或是「剩下時間不多」，只說：「我們一起來努力看看。」

他考慮之後，告訴醫生他想回南部治療，和父母靠得近些。於是和信的醫生建議他把台大與和信的檢查資料都帶回高雄，找原先那間醫院的主治醫師，跟醫師交換意見，並且說明和信醫院提出的療程。

一波三折的看診經歷

於是，他帶著這些資料，去他原先做身體檢查的那間醫院找主治醫師，沒想到主治醫師說：「這是『胸腔外科』的事，你掛我的診是『胸腔內科』，不對。」因而拒絕為他診治。

於是他重新掛胸腔外科，結果到了胸腔外科，他講完身體的狀況後，跟醫生說他發現耳朵後面好像有一塊肉腫腫的。醫生一看，確實是，便跟他說：「你應該去掛耳鼻喉科，不是來看我，你這是屬於耳鼻喉科的問題。」

他愣住了，怎會在一天之內被兩個科的醫生推來推去。但他無可奈何，只能又去掛第三個科——耳鼻喉科。當他把資料攤開給耳鼻喉科的醫生看之後，那位醫生看了看他耳朵後面的腫瘤，很清楚地說：「你這應該是胸腔科的，不是我的科。」說完就打算叫他回去。他告訴醫生他前面反複掛號、看診和被「退貨」的經過，但醫生只說：「這是他們的問題，回去找他們就對了。」

他和女友聽了又氣又難過，但也沒辦法，便在女友陪同下，先回家去。隔天，

又去掛胸腔科的醫生看診。

上次他在和信醫院做檢查時，醫生跟他詳細解說了整個病況的可能發展、進行治療時的所有過程和身體可能發生的狀況。因此，他隔天去他原先掛號的胸腔內科看診時，有向醫生提出台北和信醫生的建議，想知道醫生有什麼看法。

沒想到，這位醫生聽到他說「台北和信醫院的醫師這樣建議」時，竟然一下子惱羞成怒，一臉氣憤地跟他說：「你拿著台北和信醫生的觀點來看我的診，是要來壓我嗎？那你回台北看，我不看你這種病人！」然後馬上要護理人員叫下一號病人進來診間。

怎麼會這樣？一瞬間，他的大腦好像當機了，整個不知所措，就這樣被請出診間。

護士把他帶來的一疊資料都還給他，他拿著那疊資料，心裡非常難過，和女友兩個在診間外面抱頭痛哭。他知道父母聽到這種事一定受不了，也認為眼下還不是告訴他們的時候，就先跟父母說「在台北的前公司臨時有事，要回去處理」，然後又上來台大就醫。

回憶中的美好詩歌

我在台北東門長老教會牧會時，每個月第一個禮拜一晚上都會帶會友，和大安教會的福音隊一起到台大醫院，用詩歌傳福音給住院病人。台大醫院宗教室的同仁也會在探訪時，詢問病人是否想要聽聽詩歌，很多病人都會表示「好」。

有些病人會因疲倦而先離開，有些病人則會留下來，直到福音隊唱完。有不少病人會在表演結束後請人轉達，希望我們為他們祈禱。

有個晚上，有位坐輪椅的青年病人來聽我們唱詩歌，聽得非常投入。聽到後來，他已經淚流滿面，特別表示希望我能為他祈禱。我走到他身邊，他是坐在輪椅上，被宗教室義工從病房裡推過來的，他的肺腺癌已經擴散到骨頭，無法站立了。

這位青年病人，就是前面所說的那位被三個科的醫生推來推去的可憐病人。

在與他的談話中，我逐漸瞭解他的身世背景；他是高雄彌陀人，父母都務農，是好幾代的農家，而他和姊姊兩人從小就要到田裡幫忙。他家裡也有養雞、鴨、鵝等，每天放學就是要先看看這些家禽，再到田裡看父母有沒有需要幫忙的事。在這

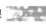

樣的辛苦環境下成長，他和姊姊都知道一定要用功讀書，才能脫離貧農的生活。

小學三年級時，因為老師是基督徒，問他禮拜日要不要跟老師去教會參加兒童班（兒童主日學），他就這樣開始去教會。直到他上國中，因為國中課業忙碌，老師也沒有繼續招呼，他就沒有再去了。但是，在教會兒童班唱詩歌的那段日子，一直是他心目中的美好回憶。那時的他一邊上學還要一邊幫忙農務，真的非常辛苦，每次他跟大家一起盡情投入地唱詩歌，都帶給他很大的撫慰。

沒有想到，事隔多年，他今晚聽到的詩歌，竟然就是他小時候在教會兒童班時唱過的詩歌，使他相當感動，忍不住流下淚來。

他問我說：「牧師，你可以為我祈禱嗎？」說著說著就哽咽了。他知道自己的時日剩下不多，心中唯一掛念的就是父母，但為了不讓父母操心，他只說要上來台大檢查身體。他有告訴自己的姊姊，但姊弟兩人都有共識：暫時不讓父母知道。

於是我牽著他的雙手，其他同工用手按著他的肩膀，大家一起同心為這位年輕的病人祈禱。我們都不知道上帝的旨意，因此，除了為他祈禱，我們也為他的父母和姊姊祈禱。

開花結果的種子

在台大住院期間，他的女友每天下班後，都會到醫院陪他到晚上大約十點，然後回家去。醫院的護理師很有愛心且細心，經常來探望，也會陪他聊一下，有的也會問他是否想吃些點心。

我也會利用空檔時間去台大醫院探望他，他手上有本聖經，是台大醫院宗教室送給他的《和合本》聖經。他跟我說，他在東海大學讀書時，有幾次去「路思義禮拜堂」參加禮拜，有看到相同的聖經。

我帶他閱讀幾段耶穌所說的話，我們一起輕聲地念出來。他自己也會讀〈詩篇〉和〈傳道書〉，他說喜歡〈詩篇〉第23篇，更喜歡第121篇，這兩首詩篇帶給他很大的安慰。而〈傳道書〉讓他想到很多生命的問題，特別是第三章所寫關於時間的問題。

他說小時候去教會，都沒有人告訴他要讀聖經，現在生命的燈即將熄滅，才發覺聖經的內容非常棒。雖然他知道生命所剩不多，但還是喜歡利用這段治療時間閱讀聖經。每次我去台大醫院探望他，他都會說起讀聖經的心得，也會問幾個他看不懂的經文問題。

經過一個禮拜，到第二個禮拜三下午，我去探望他，知道他已經很虛弱了。禮拜四早上，醫院通知他的家人必須立刻上來台北。他的姊姊帶著已經腰彎背駝的父母來醫院見兒子最後一面。他的姊姊也打電話給我，說她弟弟經常提起我，謝謝我很關心他弟弟。

禮拜五早上約八點半，教會的電話突然響起，是他女友打來的，語氣很急地跟我說：「盧牧師，他快要離開了，你可以來幫忙一下嗎？」

我說：「真對不起，我帶的查經班馬上就要開始，我請醫院宗教室的牧師過去幫忙。」於是隨即打電話給宗教室的同工。我也跟他女友說，我請認識的禮儀公司人員馬上過去，同時聯絡高雄彌陀教會的牧師幫忙。

在禮儀公司人員的幫忙下，他的遺體送回彌陀的老家。彌陀教會的牧師和長老確實很有愛心，很快就過去探望家屬，並且協助這個家庭料理後事。後來，彌陀教會的牧師打電話給我，說這個家庭（指青年的父母）在這件事之後，逐漸對教會敞開心胸，現在每個禮拜日，青年的姊姊都會帶著自己孩子陪父母一起參加禮拜，她孩子也參加兒童主日學，就像當初她的弟弟一樣。

彌陀教會的長老也經常和牧師一起去探訪他們，彌陀教會的牧師後來還說，那年的聖誕節，這對失去年輕兒子的父母受洗了。

那位青年的國小老師一定想不到，她當年帶這個小學生去教會上禮拜天的兒童主日學，等於撒下了一粒福音種子；雖然表面上看起來，這粒福音的種子在他長大、正要開始拓展燦爛旅程的時候，隨著他的生命消逝而「死了」，卻在他父母的心靈生命中長出新芽，而且開花結果。這正如耶穌所說的：「一粒麥子不落在地裡，死了，仍就是一粒；如果死了，就結出許多子粒來。」（約翰福音12:24）

真的是這樣！

18

感謝上帝，又讓我多了一天！

喜樂如良藥使人健康；憂愁如惡疾致人死亡。

——箴言17章22節

那是禮拜六晚上八點左右，突然有位林姊妹打電話來。我認識她，因為她來上我在東門學苑開的課「從聖經看生命的事」。她是在《自由時報》看到我的文章後，找到我牧養的東門教會參加禮拜，接著上課。

她在電話中表示希望我能去她家一趟，討論有關生命的問題。我跟她說我正在帶青年團契聚會，結束時已十點，這樣會不會太晚了。她說：「不會，牧師，我一定要等到您來！」

我感覺事態有些嚴重。因此，我要了電話和地址，在青年團契聚會之後搭計程

車過去。

到了她家之後，我才知道她是畫家，先生是建築設計師，育有兩個女兒和一個兒子，大女兒剛去美國柏克萊大學上研究所，二女兒是芝加哥大學三年級的學生，小兒子則在台北美國學校上七年級。

林姊妹擅長油畫，開過畫展；先生給她一間很大的畫室，讓她盡情地發揮繪畫長才。她從穿著到談吐，在在散發出藝術家典雅的氣質。

林姊妹每兩年會到和信醫院做健檢，每次都安然無事，但這次健檢卻發現是肺腺癌末期，讓她大為震驚，怎麼會這樣？前年檢查一切安好，怎麼才兩年就是末期，而且這兩年期間，她沒有察覺身體有什麼異樣，因此她無法相信這會是真的，甚至懷疑是不是誤診？但事實上，檢查出來就是這樣，所有的檢查都證明是肺腺癌末期。

當晚，我到這位姊妹家時，她和先生已在客廳等著我。她開門見山就說：「盧牧師，醫生清楚告訴我，我是肺腺癌末期，僅剩下四個月的時間。因為您在課堂上有跟我們說：『一個人最好不要抱憾終生，也不要含恨而終。如果這兩項都沒有，那要慶幸自己的生命一定很有意義。』因此，今天晚上我想要更瞭解這件事。很不好意思，我知道您明天上午還要帶領禮拜，但我真的很想要知道可以怎樣做，因為我剩下的時間不多了。」她頓了一下，接著說：「還有，我有很多畫，都是油畫。這些油畫可以隨您挑，看要哪一幅，無論幾幅，我都可以送給您。」

她先生在旁邊靜靜地聽著，眼眶已經紅了。

我記得這段上課內容，也記得上課時舉了盧修一立委的例子。他在臨終前有個心願，希望爬上玉山看一下台灣山林之美，於是幾個好朋友就真的陪他爬上玉山，完成他的心願。他下山之後不久，就安息回天家了。

我跟她說：「妳先想想看，心中有什麼事讓妳覺得有些遺憾？有什麼事讓妳心中一直有恨，而且迄今都無法說服自己可以寬恕的？」

她沉思一會兒，終於開口說：「我想到了。我結婚過門沒幾天，就跟婆婆起了爭執，婆婆因此氣到搬出去自己住，即使農曆過年也不肯回來跟我們團聚。婆婆搬出去後，我好幾次去向她道歉、請她搬回來，她說什麼也不肯。這點一直是我這幾十年來心中最遺憾的事。我明天就去看婆婆，我要再次跟她道歉，請她原諒我這個媳婦。也讓她知道，我只剩下四個月的時間，請求她原諒我，這樣我就可以死而無憾了。」

她一說完，她的先生馬上開口說：「妳不用去啦，我去跟媽說就好。」但林姊妹非常堅持地說：「我一定要親自去跟媽道歉，希望她原諒我，這樣我才不會有遺憾。」

我說：「先完成這件事，其他的事可以慢慢地一件件來。」於是我帶著她和先生兩人一起祈禱。等我回到教會宿舍，已經晚上十二點半了。

不再有遺憾

一個禮拜後的一個晚上，林姊妹又打電話說：「牧師，怎麼會發生這麼奇妙的事！我上個禮拜日回去和我婆婆道歉，跟她說我生命只剩下四個月，我婆婆竟然說要搬回來跟我住。我擔心我常去醫院治療，會變成婆婆的的麻煩和不方便，於是和婆婆說不用了。但婆婆很堅持，說完隔天就搬回來了，我連要整理她的房間都來不及，最後是婆婆自己整理的！」

她努力讓自己的聲音從興奮中冷靜下來，繼續說：「我最感動的，是婆婆對我說：『現在換我來照顧妳。讓妳在生命最後階段體驗到我這個婆婆是多麼愛妳。』牧師，我真的無法想像竟然會發生這樣美好的事。」她的語調欣喜中帶著一絲哀傷，說著說著，在電話的那邊哭了起來。

林姊妹的女兒原本已經去美國，也已完成柏克萊大學研究所的註冊。聽到媽媽只剩下四個月的生命，決定休學回來陪伴媽媽。

在最後的四個月，林姊妹珍惜活著的每一天。她的先生盡心盡力照顧她，每天陪她去公園走路；大女兒則是上網查看有關肺腺癌患者的飲食、尋找化療的新藥，好跟醫生交換意見。林姊妹每個禮拜日早上，一定請大女兒開車載小兒子來上我開的青少年級聖經班，從不缺席。

很奇妙的是，林姊妹沒有如同醫生說的那樣，只剩下四個月的生命而已！當四個月滿時，她又打電話給我說：「牧師，可否再請您來我家一趟？」

這次，我帶了教會二位女長老和東門學院的專任幹事一起去她家，也買了一束花送她。

我們一進門，林姊妹馬上說：「牧師，我已經滿四個月了，身體還好好的，並不覺得有什麼問題。接下來我該怎麼辦呢？」她又說：「現在最感恩也最愉快的事，就是每天吃婆婆準備的三餐，她每餐都會陪我，她也很高興能跟孫子一起吃飯。孩子們都超愛吃阿嬤煮的菜，讓我婆婆非常高興。

「是在我生了病、婆婆搬回來住之後，孩子們才有機會常常跟阿嬤一起吃飯、聊天，也會聊他們在美國讀書和生活的各種事。看到他們相處的情景，牧師，我真的就算是現在死去，也不會有遺憾了。今天請您來，是想請您告訴我，我的畫作要怎麼處理才好？你們每個人想拿一幅回去嗎？」

我們聽後，深受感動也感謝上帝特別賞賜、憐憫她。因此，我們四個人帶她一起吟詩、讀聖經、祈禱。然後我跟她說：「妳的作品可以送給一些慈善機構，讓他們在週年活動時拍賣，這樣就能幫助這些機構了。」她也答應了。

整個晚上，她的臉上都綻放著明亮的光彩，我微笑看著她，為她感到開心。

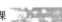

四年後的再會

接下來的時間，她偶爾會打電話告訴我她的近況。她的先生也會打電話給我，說他今天和妻子去了陽明山的哪裡。林姊妹的先生決定暫停事業，專心陪伴妻子；這是他們結婚二十多年來最美好的時光，每天都在一起討論病情和飲食等等。過去很重視的奢侈品、旅遊，現在都沒興趣了，唯一期盼的就是在美國讀書的孩子可以順利完成課業。因為林姊妹的身體沒有想像中脆弱，大女兒回來陪伴媽媽兩個月後，便回美國繼續研究所的學業。

林姊妹非常配合和信醫院的醫療團隊，療程一個接一個順利進行，一晃眼就過了四年的時間。在這四年當中，他們的大女兒完成柏克萊研究所學業，也結婚了。林姊妹夫婦倆在醫生的允許下，還搭機前去參加婚禮。二女兒上研究所，連最小的兒子也到美國上大一了。

就在第四年即將過去的某一個禮拜日早上，林姊妹打電話給我，說要到教會來看我，希望我能在教會門口等她。

約十分鐘後，他們來到教會門口，她的先生緩慢地扶她下車。她一走到我身邊就緊緊地抱住我，然後說：「牧師，我現在已經完全聽不見了，只能我講您聽。您不用說話，因為我都聽不到了。我是要告訴您，我的時間差不多到了。要再次謝謝您四年多來一直關心著我、為我祈禱。感謝上帝讓我多活了四年時間，可以參加大女兒婚禮、看見小兒子上大一。我真的很感謝上帝。」

因為禮拜時間將到，我們三人就在教會門口的馬路邊擁抱在一起。我帶領他們祈禱後，林姊妹擦拭著眼淚上車離去，還頻頻回頭揮手，直到看不見。

兩個禮拜後的一個炎熱夏日，我接到林姊妹先生的來電，說林姊妹昨晚離開了。

林姊妹的生命經歷，讓我想起〈箴言〉17章22節所說的：「喜樂如良藥使人健康。」確實是這樣，林姊妹沒有因為醫生說她罹患肺腺癌末期而呼天嗆地，或是整個人消沉下去。相反地，她非常積極地準備後事。最珍貴的是，她修復了與婆婆之間原本破裂的關係。

曾有一次我去探訪她，她跟我說：「和信的醫生真的很有趣。為了治療我這個

末期病人，他們幾個醫生和藥師一起討論用藥的情形。彼此有不同的意見，可是經過討論交換意見後，最後就是交由主治醫師定奪。」

我問她：「妳怎麼知道的？」她說：「是主治醫師跟說我的。他還告訴我，大家都盡力了。」接著她說：「牧師，我想，若是好幾個醫生都討論過了，剩下來的就是上帝的旨意了。我這樣說對不對？」

因為有這樣的認知，林姊妹把生命放在上帝手中，她唯一需要做的就是配合醫生，然後快快樂樂地過每一天。

每天晚上睡覺前，林姊妹都會將明天要做的事寫成備忘錄，也把飲食材料、藥品都準備好。每一天醒來，她張開眼睛知道自己還活著，第一件事就是先感謝上帝，又讓她多了一天！

19

賺錢到最後一刻

在這世上我看見一件可悲的事：有人累積財富，反而害了自己。他空手到世上來，也得空手回去。

——傳道書5章13、15節

社工師跟我說有一位病人很需要「牧師」去探望，他還特別叮嚀我說：「那位病人不太喜歡我們過去，也不知道是什麼原因，就是不講話。連護理師進去問一些問題，都很難聽到他開口講話。但他的床頭有掛一支小小的十字架，想來他一定是信耶穌的信徒。」

這並不是個案，在床頭掛十字架是病房裡經常可以看到的景象。我還看過床頭同時掛著十字架和觀音相片的病人，真的不知道他到底信哪一位，我問病人，得到的回答是：「都是親人帶來的，說這樣比較有『保庇』。」也曾經有病人的照顧者直接跟我說：「對不起，我們不需要牧師。」可是病人的床頭上方明明掛著一支小小的十字架啊。後來才知道原來他們是「耶和華見證人會」的信徒。

其實，也有摩門教信徒住院，我去探訪的時候，他們也不反對，還可以聊一段時間。我就曾遇到一位摩門教信徒問我說：「牧師，你是哪一教派的？」我說：「長老教會的。」他說：「長老教會很不錯喔，我們遇見過叫什麼『堂』的，竟然說我們摩門教是邪教，還叫我趕快離開，真恐怖。」有趣的是這位病人接著說：「牧師，我們也讀基督教的聖經，那你有教導信徒讀《摩門經》嗎？」我說：「沒有。」他就笑了笑說：「我就知道沒有。」

遇見不同宗教信仰的病人，若是能夠聊起來，還蠻有趣的。

賺錢最重要？

我去探訪這位病人，一看到他的姓，我就知道那是平埔的家族，他們的祖先可說是台灣最早接觸到基督教福音信息的族群，遠在荷蘭時代（1624-1661）就有很多人信了耶穌。經過兩百年，一八六五年英國宣教師到台灣來後，很快就進入平埔族社區傳福音，也有很多人信了耶穌，而且信仰非常堅定。平埔族的信徒都非常虔誠，熱心追求福音信息。

我敲門進入病房，病人一看見我穿的衣服，馬上就跟照顧他的妻子說「牧師來了」。妻子不敢怠慢，趕緊從休息床上起來，站在病床邊，帶著微笑跟我打招呼。我問病人：「聽說你也是信耶穌的，請問是哪間教會？」

我剛進來時，雖然病人馬上看出我是牧師並告訴他的妻子，但他看我一眼之後，就低下頭繼續滑手機，沒有其他回應。此時，他妻子聽我這樣問，馬上替他回答說：「目前因為工作關係，沒有去教會。但以前過農曆年、回去故鄉時，都會去參加新春感恩禮拜。」

我們就從這裡開始聊了起來。當病人妻子告訴我他們出身哪間教會時，我就跟他們說：「那間教會我很熟喔，我有幾個學長都先後在那間教會牧會過。」這病人聽到我這樣說，馬上將手機放下，同時搖起床頭，態度為之一變。他注視著我胸前

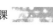

的名牌，問說：「你是長老教會的牧師嗎？」我說：「是啊，不然我怎麼會說你故鄉教會的牧師，我很熟。」

這時他才開始慢慢地說出他家裡的事，但不是一次說完，而是分成好幾次，我每次去，他就說一些。後來有一件更讓他驚訝的事，就是他高中就讀的工業學校也是我弟弟就讀的，而我弟弟是該校第二屆，是他的學長。就這樣，我們一次比一次熟悉，他也變得喜歡跟我聊天起來。

既然已經知道他出身長老教會，那他一定很熟悉且會唱一首詩歌《至好朋友就是耶穌》，沒想到，我們唱這首詩歌才唱到一半，他就聲音哽咽到唱不出來，眼淚一直落下，而他太太完全不會唱，結果變成我一個人獨唱。唱完後，我帶他們夫婦祈禱，並說下禮拜我還會來探望他們。

漸漸地，我開始瞭解他的一些背景。他小時候就是在教會遊玩長大，他妻子跟我說，先生最懷念母親，而他母親的告別禮拜中就是唱我們剛才唱的那首詩歌，所以每次他只要一唱這首聖詩，就會哭，心中想起母親對他呵護甚多。

他們結婚後，育有二男二女，最小的男孩已經大學四年級，功課也相當優秀，其餘三個兒女都已經大學畢業。病人妻子是民間宗教信仰背景，所以不會將孩子送去教會，倒是大女兒在英國讀書時，得到福音而信了耶穌，回來後在台北一間教會參加英語堂的聚會。可看出這位病人雖然本身是水電師傅，卻很認真培養子女受高等教育。

病人說到自己國小畢業後，隨著父母搬到高雄，父親忙著做生意，都是母親帶他去教會。高中時，他每個週末都四處去打零工賺錢，就沒有再去教會。他說：「我對賺錢很有興趣。因為有賺錢，我才不用讓孩子去打工，可以專心讀書，也可以買房子，讓家裡生活安定下來。生活在這世界上，就是賺錢最重要。」

他說自己高中讀的是機械，對水電方面有足夠的知識，退伍後就開始承攬這方面的工程，他在外面工地工作，家裡也開水電材料行，由太太照顧。

說到這裡，他太太接口說：「很不好意思，牧師你每次來，都會看到他還在滑手機接生意，人都已經躺在這裡不能動了，還是不死心要賺錢。我講也沒有用。」他聽了之後回應說：「我有一群跟班的，我得找工作讓他們去做。反正我在醫院也沒事做，只打電話也多少可以有些小工程可做，就『加減做』。」

他罹患的是「多發性骨髓瘤」加上「肺癌」，已經是末期，恐怕剩下的日子不多。剛開始住院治療時，似乎有顯著效果，因此他對自己康復充滿信心；但他的情況其實並不如他想的那麼樂觀，曾有好幾次他因為血壓低、休克而被緊急送進加護病房。但他一醒來，又吵著要住普通病房，因為在加護病房妻子不能陪在身邊，他就急躁起來。他一直吵著要出院，很想回家去，但確實有困難，就算真的讓他出院了，不過兩天就又送回來急診。

他非常害怕自己一個人，又不喜歡醫院提供的伙食，他太太為此每天騎著摩托車跑關渡、淡水，甚至到石牌去買他喜歡吃的東西，用醫院的微波爐加熱給他吃。只要太太去得比較久一些，他就會很不高興。因此，我去探望他們時，都會聽到太太跟我傾訴被他抱怨的事。我總是笑著對他們說：「你們兩人真的是台灣俗語所說的『床頭打、床尾和』，很不錯喔。」他們一聽就笑了出來。

他跟我說：「牧師，你知道嗎，加護病房都是那些插管的病人，看起來就很恐怖！我甘願死在普通病房，也不要在加護病房裡插管死去。太恐怖了！」

牧師，拜託你替我施洗

剛開始兩個月，我每次去探望他，都會看到他在滑手機，要不然就是講電話，談的都是工事。我跟他說：「你生病了還在做生意，結果就是沒有休息，這樣只會增加復原的困難。得癌症的病人最好是好好休息，才會比較容易增加體力、康復起來，你連這樣的機會也不要嗎？」

聽到我這樣說，他的表情變得沉重。在病房裡，他是連電視也不看，一直不停地用手機上網找生意做，以職業意識來說，真的很厲害。我告訴他，台語有一句話可以給他參考：「賺錢有數，生命著顧。」意思是不要為了賺錢，連生命都賠進去（參考傳道書5:13-15）。

我跟他說，可以利用這段時間，好好想一想小時候母親帶他去教會參加兒童主日學、少年團契的事。我會這樣建議，是希望他能夠把已經失落的信仰重新找回來。我說：「信仰對生命最大的幫助，是讓我們不會害怕，會勇敢面對生命終結的日子來到。」

聽我這樣一講，他就閉起眼睛，眼角有淚水流出來。他好像聽出我的話中有話。其實他自己心裡有數，因為他的腹部經常積水，不但要抽水，還會使他感到非常疼痛，需要護理師幫他止痛。

有一次去探望時，他睡得很熟，我請她妻子到病房外邊，提醒她為那一天的來到先做好準備。他太太聽到這裡，就流淚說：「牧師，我本來想說，你來為他祈禱，他的病會好轉過來。」我說：「我不是上帝。我們的生命是上帝在管理。祈禱，是提醒我們自己，我們很需要上帝伸手幫助，讓我們不會擔憂自己離開這世界，卻不知道要往哪裡去。」

我曾經遇到一個病人這樣問我：「牧師，我出生剛滿月，就受洗了。長大後都沒有接受『堅信禮』，這樣，我上不了天堂，也下不了地獄，那我會到哪裡去？」那時，為了緩解病人的緊張，我有點開玩笑地回答說：「那就只好在天堂外面當『街友』吧，或者是到處遊蕩吧！」聽到我這麼說，病人果然放鬆了下來。

這位水電師傅確實也是同樣的情況，他出生不久就已經接受過嬰兒洗禮，但已經很久沒有再去過教會（除了參加他母親的告別禮拜），他的姊妹在各自的教會都很活躍，只有他沒有。

終於有一天，主治醫師召開家庭會議，他的兒女全到齊，醫生很坦白跟他們說父親剩下的日子不多，他們應該要好好把握機會。這時，病人的妻子和妹妹跟我說，希望我能為他施洗。這讓我感到很為難，因為我最不喜歡的就是這種忙著賺錢，事到臨頭了才發覺自己即將面臨死亡，很害怕會下地獄，就希望透過洗禮能上天堂，這是非常錯誤的信仰認知。

我露出為難的神色，此刻，他突然張開眼睛，用很微弱的聲音說：「牧師，拜託你替我施洗。」說著就流下了眼淚。

我問他說：「你真的相信耶穌嗎？你確信祂會是你的救主嗎？」他沒力氣再說話，只用雙手合十表示「是」。於是我跟他約好一個禮拜後為他施洗，我跟他說：「要撐下去喔，下禮拜來為你施洗。」

這是我最不喜歡做的事，但看見他的至親、家人是如此渴望，我還是決定為他施洗。洗禮那天，我帶社工、義工、醫生等十多位醫院同工到他的病床為他施洗。四天後，他就安息了，享年六十二歲。

20

守在墓旁的男人

愛是堅忍的，仁慈的；有愛就不嫉妒，不自誇，不驕傲，不做鹵莽的事，不自私，不輕易動怒，不記住別人的過錯，不喜歡不義，只喜愛真理。愛能包容一切，對一切有信心，對一切有盼望，能忍受一切。

——哥林多（格林多）前書13章4至7節

這是一對在補習班工作的情侶，女的名叫淑華★，是這家補習班的老闆，教數學；男的名叫士勇，受聘在這家補習班教英文。淑華幾年前與先生離異，沒有子女。她和士勇日久生情，進而相戀、同居。

原本士勇每個月都會有鐘點費收入，同居之後，他和淑華說：「以後所有的錢都由妳管，我只需要一些零用錢即可。」淑華原本說「不要」，但士勇堅持，兩個人討論的結果是：不用更改登記，但兩個人共同經營這家補習班。

士勇說：「房子是妳的，我也沒有出錢，一切照舊即可。我如果需要比較多的錢，到時候再跟妳拿就好。」淑華想想也好，原本補習班所有的開銷和收入就是她在負責，現在唯一的差別就是士勇的收入算進補習班的收入裡。士勇用這種方式表示：他是真心想與淑華結為夫妻。雖然沒有去登記結婚，但實質上也算是夫妻了。他們生活在一起，補習班的事也是兩個人一起討論。

淑華多了一個人可以商量，比離婚後什麼都是自己一個人打點要好多了，也減輕了許多壓力。他們兩人確實很恩愛，晚上補習班熄燈前的打掃清潔工作，士勇也說他可以自己做，當作勞動筋骨的紓壓方式；反正補習班不大，這樣他們又省下了一筆費用。

有一天，淑華因為身體不適，在南部一所教學醫院檢查，查出是卵巢癌末期，要她馬上入院治療！淑華並不認為病情有這麼嚴重，於是在朋友的介紹下，自己北

★為尊重並保護病患與家屬隱私，本篇中出現的人名均為化名。

上和信醫院探尋第二個意見，結果和在高雄檢查的一樣。這下子，她知道必須馬上入院治療了。

淑華發覺和信醫院「比較像」醫院，不會像一些醫院，尤其是她去檢查的那間，簡直就像菜市場一樣，人多又雜。她和護理人員接觸的感受也是如此，覺得和信跟之前的醫院很不一樣。於是淑華回去跟士勇討論，決定到和信醫院治療。他們撐到學期結束，以免影響到學生的權益。等到學期結束時，他們關了補習班，整裝來台北和信醫院開始接受治療。

淑華原本就有去教會參加聚會，入院後聽到有牧師在此服務，也有祈禱室，讓她感到特別安心。除了去祈禱室祈禱外，她也希望有牧師探望。我接到通知後，就去病房探訪她。

信仰的力量

剛進病房，就看見士勇緊握著淑華的雙手，跪在床邊祈禱。我輕輕地走進去，也跟著默默祈禱。祈禱完之後，他們看見我站在門邊，馬上很有禮貌地拿椅子讓我坐下來，淑華也挺起腰來想要下床。我說不用，但她堅持至少要坐到床沿。就這樣，我們聊了起來。

知道了淑華曾到教會參加聚會，我便問她：是在哪個教會聚會？她說是一間「獨立教會」，也不太清楚是屬於什麼宗派。我問了聚會人數有多少，她說大約二百人，都是用華語在聚會。我問教會是否知道她住院？她說不知道，因為她沒有參加任何團契、小組，只參加主日禮拜，結束後就馬上離開，因為下午補習班還有課要上。因此，她跟教會的兄弟姊妹沒什麼互動，也沒有人和她打過招呼。曾經有教會的長老發現她、想要把她介紹給大家，但她說「不想被介紹」。

這時，士勇插嘴替淑華解釋說：「她不想被認為是為了拉學生才去教會。」淑華聽到士勇幫忙解釋，笑了一笑。

士勇並沒有跟淑華去過教會，但他知道每天吃飯前、睡前都要祈禱，每天上課前淑華也會帶他一起祈禱。士勇說：「這是我最感動也願意陪伴她的原因，因為覺得信仰是這麼可愛。」我問他：「為什麼可愛？」他說：「我發現祈禱之後工作充滿活力。後來她發現罹癌，好像也不懼怕，還是一樣天天認真上課教書，也從沒有聽過她抱怨過什麼，我想這是信仰的力量吧。」

我繼續問士勇：「為什麼沒有跟她一起去禮拜呢？」他回答說：「我沒進過教堂，但不反對。我們兩個在一起之後，她也從來沒有要我跟她一起去禮拜。其實最主要的原因是，禮拜天她去禮拜，我照顧補習班。」

初次相遇的病人，我通常都會帶領他們唱一首基督徒最為熟悉的詩歌《至好朋友就是耶穌》，因為只要有上過教會、參加聚會的人，都會很熟悉這首詩歌。詩歌是很容易觸動人心的，當我帶著他們兩人唱這首詩歌時，就像其他病人一樣，淑華唱著唱著就紅了眼眶，淚水也不停流下來。

士勇看見她掉淚，覺得心疼又不捨，卻也因為這首詩歌，後來他送我走出病房時，問我說：「附近有教會嗎？」我說：「有，看是要聽台語或是華語？」士勇說「台語沒有問題」，於是我介紹他到最近的竹圍長老教會和淡水長老教會，也提醒他禮拜後可以順便買醫院餐廳吃不到的餐點回來。

從這裡開始，我們漸漸熱絡起來。

因為愛，拒絕求婚

此後淑華的病況越來越壞，一直沒有出院，連想要回南部過農曆年都有困難。為此，士勇只有除夕夜跟家人共聚，隔天大年初一又趕緊回來陪伴她。

我一直感到奇怪，淑華的家人從來沒有出現過，或是說我從來沒有遇見過。談話中若稍微觸及她的家人，淑華都會露出有些感傷的表情，似乎不想多談；只說父母不在了，弟弟和妹妹也因為各自成家立業，甚少往來。

我每個禮拜去醫院服務時，都會去探望她。有一天我去探訪時，士勇帶著沮喪的表情將我拉到病房外跟我說，他很想跟淑華結婚，但被她拒絕了，而且是很堅定地拒絕。

他私下找我講話，是希望我能說服淑華跟他結婚。他知道淑華剩下的日子不多，但他希望用這種方式來向她表示：他是真心愛她的。他說：「我們不需要到教堂舉行婚禮，只要在病房就可以。牧師你可以替我們證婚嗎？」我說：「當然可以，我盡力跟她說說看。」

我讓士勇在會談區等候，獨自進入病房和淑華漫談。當我提到士勇說要結婚的事時，淑華說起自己第一次婚姻失敗帶來的打擊，以及對婚姻的不安與恐懼。她說自己是經過了好長一段時間，好不容易建立信心，重新回到職場打拼，才有了這間補習班。沒想到就在安穩之後，士勇走進她的生活，打亂了她原本想要獨立生活的想法。

淑華也承認有了士勇之後，確實經歷到過去所沒有的美好感受，也有過許多未來的憧憬；淑華想過跟士勇結婚、建立重組家庭，可是因為過去的失敗而一直擔心、猶豫。不過，現在淑華拒絕士勇不是害怕失敗，而是因為太愛他，才不想跟他結婚，因為她剩下的時間不多了，她不想讓士勇變成「有過一段婚姻」的人，這樣以後談婚事時，阻礙比較少。加上她最近病況不穩，士勇卻頻頻向她表態，反而讓她害怕起來。在這樣的不安和諸多考量下，淑華堅持不結婚。

雖然淑華拒絕士勇的求婚，我還是從她身上看到真實的愛；這個拒絕對士勇來說可能是傷害，但淑華確實是深愛著他。

療傷的第一步

在淑華住院將近七個月後的一天，醫生決定召開家庭會議，淑華的弟弟和妹妹代表參加會議。

離別來得很突然，在淑華臨終的那天，我剛好在醫院，淑華的弟妹們都是我不曾見過面的人，但他們一看見我就說「謝謝牧師」，我想，他們應該是從姊姊的口中得知有位「盧牧師」經常來探望她吧。

淑華離開的那天，士勇因為不是家屬，只能走出病房，由淑華的弟妹處理後事。我牽著士勇，緊跟著淑華的家屬走到太平間，但也只能走到太平間的門口就止步，因為淑華的家屬早已通知葬儀社在門口等著，我們兩人唯一能做的，就是站在門外，看著車隊離開。後來士勇跟我說，出殯那天，他也只是參加的來賓之一而已，什麼身分都沒有。

在淑華住院期間，士勇徵求淑華的同意，將銀行的存款提出來，除了負擔醫院的醫療費用外，他也拿帳冊讓她說要給他多少，畢竟超過十四年時間兩個人是等於

合開補習班。淑華給多少，士勇都沒有任何意見，因為他一直期盼結婚的日子能夠到來；但直到最後，這個心願還是沒能達成。

喪事過後，士勇找了我在醫院服務的時間，特地從高雄搭高鐵來醫院找我，談到他受到的創傷。我跟他說這需要一段時間，不能急，但學會祈禱是療傷最好的第一步。

我教他怎樣祈禱，也跟他說可以學習讀聖經，並告訴他到高雄的什麼地方可以買到聖經。大約經過兩個小時的會談後，士勇留著眼淚問我：「牧師，你能介紹我到哪一間教會禮拜嗎？」我建議他可以去的教會，也告訴他，我會通知該教會的牧師他會去參加聚會的事。

有一天，士勇又特地到醫院來找我，說他找到一份墓園維護工人的工作，那是淑華安葬的墓園，他說這樣他每天可以去探望她。

這讓我相當震撼。我想起有一次，我在美國洛杉磯的一座墓園為親人獻花，看到鄰近不遠處，有一個男人拿張椅子守在自己妻子的墳墓旁。我後來才知道，原來那位先生幾乎每天都去。這種愛情真的讓人很感動。這也使我想起在嘉義西門教會牧會時，有一位弟兄很想念去世的妻子，每天從他服務的學校放學後，都會去墓園小坐半小時。這位弟兄跟我說，他只能用這種方法來懷念已逝的妻子。這兩位男子的作為，表明了他們的夫妻之愛是多麼深刻。而士勇選擇當一個墓園維護工人，也是同樣的原因，他真的很愛已逝的淑華！

我雖然為這樣的愛情感動，還是有點擔心士勇的狀況。還好，經過一年後，士勇又來醫院找我，說他已經找到補習班的英文教學工作了。士勇說：「牧師，我決定重新開始我的人生。謝謝牧師過去的陪伴。」

我為士勇的未來禱告，希望他能再一次幸福。

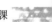

21

「最好」的一種病

你們也是這樣：當你們聽見了真理的信息，就是聽見那使你們得救的福音時，你們信了基督，上帝就把他所應許的聖靈賜給你們，作為你們歸屬於他的印記。

——以弗所（厄弗所）書1章13節

他在台南一所大學教書，妻子是另外一所大學的教授。有一天，他感覺身體不太舒服，咳嗽出來的痰有血跡，於是在台中的一所教學醫院檢查，結果發現是肺腺癌末期！

他特地北上到和信醫院再次檢查。和信的醫生根據那間醫院的檢查報告，又做了更仔細的檢查，確定是肺腺癌末期；醫生詳細地說明整個治療流程，建議他入院治療。

過不久，他依照與醫生約定的時間回來。他已向學校請了一學年的假，專心治療，他的妻子也向學校請了兩個禮拜的假，陪丈夫治療。沒有想到，丈夫入院後的療程越來越長，她後來乾脆就請了一個學期的長假。

這位妻子是受過洗禮的基督徒（但先生沒有信），因此，先生一入院，她馬上就詢問醫院有沒有駐院牧師，她非常盼望有位牧師可以趁先生入院的這段時間向他傳福音，讓她的先生能信耶穌並受洗。這是我在和信醫院工作最常遇見的狀況，一點也不新鮮，只是我對入院後才想受洗的事，都會持保留態度。

接到探訪通知後，我到這位病人的病房探望。妻子先說明她受過洗禮，現在先生病了，希望我能幫忙為先生施洗。她剛講完，這位教授就說：「牧師，我對基督教信仰完全陌生，這樣受洗有意義嗎？何況我是家裡的長孫、長子，我必須繼承祖先的牌位。我知道基督教信仰很排斥這件事。」

我跟這位教授說：「你說得很有意思，既然對基督教信仰很陌生，受洗確實沒有什麼意義可言，這點是正確的。」太太在旁邊聽我這樣說，馬上接口說：「我就是希望牧師您會來傳福音給我先生認識，這樣他就可以受洗了。」

我說：「這種事不急、不急，需要一些時間，慢慢來。」我跟這對夫婦說，癌症是讓病人有時間好好準備生命大事的病。

生命的轉變

每次我前去探訪，這對夫婦都會先在病房準備好椅子給我坐，然後開始談起來。我們先從人的軟弱——生病，特別是這種令人苦惱的癌症——開始切入。其實大家都知道，人的生命是很脆弱的，在所有動物中，人是最脆弱的。只要從母胎出生後的表現就可以發現：一般動物，特別是凶猛的動物，在出生後總是很快就能站起來、走路、跳躍、跑步。只有人不是這樣，需要至少三、四年時間才有辦法穩健地走路，要到自己可以尋找食物充飢，需要更長的時間。

我們先談這些與生命相關的事物，也談到他們家裡庭院種植的花果。專攻物理的先生，搭配數學很有成就的妻子，跟這對夫婦聊天的感覺很不一樣，他們思路清

楚、條理分明，每當我談到信仰的內涵，特別是講到基督教信仰中的「上帝」是創造宇宙萬物的上帝時，他們就開始拋出連串的問題，問個不停。

他們不會像一般讀過生物學的人，會提到達爾文「進化論」的觀點；反而是對「創造的七天」比較有興趣，一直提問，因為他們很難想像在這麼短的時間內，上帝可以完成整個創造過程。我當然聽過這種問題，也跟他們聊起以色列文化中「數字」表達的象徵意義，遠比實際的數目還重要。意外的是，他們對上帝創造的過程相當佩服和接受。

就這樣，我們逐漸談到基督教信仰的主軸中心——耶穌的救恩。我發覺這位病人會很仔細地聽，也會拿筆寫下他不懂的地方，然後問我，或是請我再講一次。因此，在這位教授身上，我幾乎每次都會用上超過一個小時的時間。

有幾次，他太太回台南家裡處理一些事情，只有他一個人在病房裡。他就跟我談及他跟妻子在信仰上的差異；他說妻子很虔誠，從結婚開始就很努力地想要傳耶穌的故事給他。他並不排斥，總覺得多認識一個宗教信仰也是好事，於是他偶爾也會閱讀聖經，但發覺並不是那樣容易明白。

我跟他說，遇到很難理解的經文時，可以先寫下來，然後我們再來討論、交換意見。我建議他先從新約福音書開始讀，不要先讀舊約〈創世記〉（這是一般人讀聖經的毛病）。他聽了，且是真的照我的建議從〈路加福音〉開始讀，也用筆記簿寫下讓他難以理解的經文，我每次去，他就提出來。

他是我在醫院服務期間，給我感覺最棒的一位病人，因為他是很真實地想在生命末期對基督教信仰有所認識。他真的把握了時間。

有認真讀聖經的人都會有相同的經驗，就是發現問題、經過討論與交換意見後，又會出現新的問題（有些問題我真的難以回答）。這位教授就是這樣的人，他並不會因為我無法解釋而表示不悅，反而覺得很滿足，因為他終於讓牧師答不出來了。他的妻子在旁邊聽了，一直說：「很不好意思，我先生真的很會在雞蛋裡挑骨頭，希望牧師不要生氣。」

其實，有好幾次他太太私下跟我說，她也讀聖經，但都不會想到這些問題，希望我不會認為她先生是故意刁難我。我說：「不會啦，這樣很好啊。至少可以幫助我瞭解有人會有這樣的問題，我需要再去找資料。」

很多聖經問題，並不是都會有標準答案。例如這位教授就提出這樣的問題：猶大（猶達斯）真的會用三十塊銀子出賣自己的老師嗎，然後又把這錢丟在聖殿後出去自殺？三十塊銀子無論怎樣換算，都是很低的價錢，不是嗎？那時工人一天的工資是一塊銀子，為了三十塊銀子出賣自己的老師，不會吧？這一定還有什麼隱藏在背後的原因吧？又有一次，他問我：耶穌說他到世界上來，不是帶來和平，而是帶來分裂（參考路加福音12:49-53），為什麼耶穌這樣說？

這真的不是容易回答的問題，但我很樂於跟他討論，也歡迎他提出各種問題。因為在思考、討論答案的過程中，他對信仰的認知與瞭解都會不斷加深，作為一位牧師，我很高興看到這樣的轉變。

我先去，妳慢慢來

只要我去醫院服務，夫婦倆一定會等候我去探訪他們。有時他去做檢查，也會特別交代護理站的護理師說：「若是盧牧師來，請告訴他我們去檢查，請他晚點來。」因為我是每個禮拜一去醫院服務，他們不希望錯過與我談信仰的機會。

我總是會跟想談生命問題的病人說，所有病症中，癌症算是「最好」的一種病。我說「最好」，是因為這種病不像其他病症讓人措手不及。癌症可以提供病人多一些時間準備後事，這些後事包括了家裡的、公司的……等等。

經過一段時間談生命和談信仰，也解答了這位教授擔心的祖先牌位問題；因此，他開始很認真思考交代後事的事。他們生有兩個女兒，都已在美國讀書和工作，所以，他們家族的祖先牌位勢必要由他的弟弟們繼承。我建議他，趁著現在身體還可以活動、思路還清楚的時候，趕緊和弟弟們商量此事。

我也建議他，除了祖先牌位，還可以利用出院的時間到相關單位辦理一些事情，包括：財產登記、保險受益人等等，先把家裡的產業處理好，這樣，就可以安心、無牽掛。此外，也要把想告訴兩個女兒的事，都寫下來交代清楚，她們才能依循你的交代去做事。這對教授夫婦確實是很開朗的人，聽我這麼說，不但不覺得不好，而是開始興奮起來，想要趕快進行這些事。後來他們也真的這樣辦理了。

經過一年，他的病況越來越沉重。原本太太請假一學期也延長至一年時間，專

心陪伴逐漸虛弱的丈夫。當醫生跟太太說時日不多、準備召開家庭會議時，兩個女兒也特地趕回來陪伴父親。

一天，當我去探望時，太太用力將沉睡的先生搖醒，大聲說：「醒過來，牧師來了！」

原本已經昏睡不醒的他，竟然真的醒了過來。他努力睜開眼睛看向我，說：「牧師，謝謝你。我要先去了，你不用急著來，這裡還有病人需要你照顧，希望他們都會信耶穌。雖然你還沒有替我施洗，但我已經信耶穌了。我相信耶穌會帶我去天上。再次謝謝你。」

他叫兩個女兒拿出平板電腦，對她們說：「打開電腦給牧師看，我要告訴妳們的話、交代的事，都有寫在電腦裡。」他的兩個女兒果真顯示給我看。然後，他牽著太太的手，說：「老婆，請原諒我，剛開始時，我都逼著要妳辭去教職陪我。還好，妳沒有。這樣，我走了之後，妳可以再回學校教書。不要急著跟我來。我先去，妳慢慢來。」

太太緊緊握住他的手，一邊應著他，眼淚不斷流下臉頰。我在旁邊聽了都非常感動，差點跟著落淚。

一個禮拜後，他安息回天家。我特地去參加他的入殮火化禮拜。

兩個月後的一個新學期中，我接到他太太的邀請電話，請我去高雄，在她教書的學校為學生作專題演講。他太太和兩個女兒都很感謝我過去一年用許多時間跟她的先生、跟她們的父親談信仰、談生命。

後來，我知道了他的兩個女兒在美國受洗信耶穌的事。兩個女兒跟我說，她們在父親的電腦裡，看到父親寫了很多跟我談信仰的事，以及我為他的信仰問題解惑的內容。她們非常感動，這也帶給她們姊妹很大的幫助，她們決定跟隨父親的腳步，用一生去領會父親在生命最後所領悟的最重要的一件事——信賴耶穌。

22

寫給女兒的十五張生日卡片

弟兄姊妹們，我要你們記住我以前所傳給你們的福音；這福音你們領受了，並且用它作信心的基礎。如果你們持守這福音，不是空空洞洞地相信，一定會因著它而得救。

——哥林多前書15章1至2節

她是卵巢癌末期的病人，新北市一所偏鄉國中的數學老師，年僅三十歲。先生是和她同一所學校的體育老師；發病時，他們的女兒剛滿五歲。每次入院化療，她都是自己一個人來，先生在家照顧女兒。

從他們家騎摩托車到和信醫院，要超過一個小時，先生只好在禮拜六時帶著女兒搭車來醫院探望；他們會在病房住一晚，禮拜日黃昏時才回家。

女老師是基督徒，先生不是教友，但她在生病前，每個禮拜日都會帶著女兒一起去學校附近的教會聚會。

她入院時都會帶著聖經。住院期間不曾打開病房的電視機，只要精神好些，就會閱讀聖經，並且用平板電腦寫下讀聖經後的感想。

她沒讓教會的牧師知道她病了。我曾問她是否需要我打電話給她的牧師，她說不用了，因為她沒有參加教會的任何團契活動，禮拜後也是馬上離開，好陪先生和女兒四處走走。

每次去探望她時，她總會抓住機會跟我討論一些信仰方面的問題。有一次，她很認真地問我說：「真的有復活這件事嗎？如果有，復活是怎樣的一個現象？」她也問過我：「要符合怎樣的條件才會得到復活？」或是問說：「為什麼教會牧師會說，不奉獻十分之一的收入就是偷拿上帝的錢？有奉獻十分之一，就會得到上帝從天上降下更多的福氣嗎？」諸如此類的問題。

這些問題積存在她心中，應該有好長一段時間了，只是過去沒有找到適合的場所或對象詢問而已。如今，她看我很願意跟她討論有關基督教信仰的事，很自然地就將這些長久累積的疑問提了出來。

她是家中第三代的信徒，到了第三代還會認真地詢問「復活」，這算是不錯的了，表示她很有心地認真思考信仰與生命的事。也可能是因為她現在罹患癌症，且從醫生的治療會談中知道時間已經不多了，希望趁著這時候弄清楚吧。

我請她翻開〈約翰福音〉11章25至26節，閱讀耶穌所說的話：「我就是復活，就是生命。信我的人，雖然死了，仍然要活著；活著信我的人一定永遠不死。」我也請她翻閱使徒保羅寫給哥林多教會的書信，在〈哥林多前書〉15章15至19節提到有關耶穌復活事。她問的問題並不是什麼新鮮事，從早期的基督教會到現在，一直有人提出相同的疑問。可以這樣說，每個時代都有信徒問有關復活的問題，這也表示大家都很關心生命的復活。

我和她解釋，基本上基督教說「復活」有兩種層面的意義：一是活著的時候生命有大改變，例如〈路加福音〉第15章記載那位浪蕩的孩子悔改回來後，他的父親接納他，並且告訴家裡所有的人說他這個孩子是「死而復活，失而復得」（15:24、32）。二是死後的復活，因為信耶穌，有耶穌的擔保而成為上帝國度的子民，會到

祂所安排的國度去。就像使徒保羅所說的，相信耶穌是救主的人都是屬於「天上的公民」（參考腓立比書／斐理伯書3:20）。

我跟她說，要對復活有信心，不用懷疑。因為基督教信仰就是建構在「耶穌復活」這個基礎上的。她聽了之後，紅著眼圈表示「我懂了」，然後將上述的經文輸入平版，也將我們的對談寫了下來。

我也跟她說，不論是哪個傳道者強調「一定要奉獻十分之一」或是「有奉獻十分之一就會得到上帝加倍的報償」，這都不是聖經的教導。因為上帝並不喜歡人用奉獻來換取祂的「報償」或「賜福」。聖經所說的上帝並不是這樣的。以色列人在曠野流浪時，窮到沒有任何東西可用來獻祭感謝上帝，但上帝還是一樣帶領他們走過曠野長達四十年，然後又帶領他們平安地越過約旦河進入迦南地。

她跟我說：「牧師，每次跟你談話，我都有記錄下來，您不會介意吧？」我說：「不會啊，我也會把我和妳或其他病人會談的心得記下來。因為我覺得在這間醫院服務，我從病人和醫護人員的身上學習到很多生命的功課。」

天使要來接我了

三個月後的一天，她再次入院，這次她真的很虛弱，應該是離世的時間接近了。她的先生拜託母親從屏東上來幫忙看顧孩子，並請了長假陪伴妻子。

這一天，她一看見我進入病房就紅著眼眶說：「牧師，謝謝您過去常來探望我，幫我解惑了許多信仰上的問題，對我幫助很多。前天晚上，我夢見一位穿著白衣、臉部看不清楚，但身上有亮光的人影站在我前面。感覺像是上帝差派天使要來接我，我剩下的時間不多了。因此，要先謝謝您。因為有您，所以我不再害怕死亡，也深信有復活等著我。但我很捨不得我的先生和女兒。」

她的先生站在病床邊，緊緊握住她的手，眼淚一滴滴不停地流下。上次遇到她先生，大概是半年前的事，那次他帶著五歲多的女兒來醫院探望她，女兒撒嬌地一直躺在她身邊，緊緊抱著不放。

她接著問我說：「牧師，您可以給我什麼建議嗎？或該做些什麼準備嗎？」

我跟她說：「妳在國中教書，很清楚學生的心理狀況。特別是剛進入青少年期的學生，確實會有些讓父母感到很棘手的舉動。妳可以試著寫『生日卡片』給女兒、每年一張。妳可以在生日卡片上寫妳要送給女兒的話。讓她感覺到妳雖然不在她身邊，可是好像還是在她身邊一樣。妳一定知道，當女兒有生理變化出現時，要注意哪些事，還有學校的男同學會有什麼動作。妳可以寫到她年滿二十歲那年，她那時也應該是大二學生了。妳可以將這些卡片寫在電腦裡，請妳先生每年在女兒生日時，就去買一張卡片，將妳寫的話列印出來給她。」

她的先生聽到這裡就說：「我一定會這樣做，妳放心。」我又跟她說：「妳也可以寫給妳的先生。」這時，她先生終於忍不住，哭出聲音來。夫妻兩人擁抱在一起，讓我這個旁觀者也忍不住鼻酸。最後，我帶著她和她的先生一起祈禱。

一個禮拜後我再去探望她，她已經陷入彌留狀態。她的先生請我到病房外，想跟我談談。我們談了一些後事的準備，對於我的建議，他一一說「好」，然後，他問我說：「牧師，我可以問您一件事嗎？」我說：「可以啊，什麼事？」他說：「我太太去世之後，我是否可以再婚？」他解釋說：「我會這樣問，是因為我老家在屏東，但我在北部的偏鄉教書，我不可能將女兒送回屏東請我父母看顧。我想在太太去世之後再婚，好幫助我照顧女兒，這樣可以嗎？」

我說：「現在談這種事似乎有點早。等太太安息之後，過些時間，如果你覺得有需要再來談吧。再者，上次我有跟你太太談到，可以預先寫生日卡片給女兒，我有說也可以寫卡片給你。依我個人對你太太的瞭解，她應該會寫到再婚這件事的。若是沒有，等過一些時日，如果你還需要我的意見，可以打電話給我。」我給了他家裡的電話號碼，但直到現在將近十年了，都沒有接到過他的電話，也不知道他是否再婚了。

認真追尋信仰的信徒

兩個禮拜後，我到醫院時，社工師告訴我「她離開了」。我有點傷感，因為她是我在醫院遇到的病人當中，非常專心地追尋認識基督教信仰的病人之一，對這樣的病人，我都會深深地珍惜。我回想到以前每次去探訪她時，都會想著：「今天她會問什麼問題？」

其實，有幾次她提問，我都不知道該怎麼回答。比如她問說：依照牧師您所說的，男的猶太人很少沒有結婚的，但有些苦行派的人會堅守不結婚。而耶穌三十歲出來傳福音、沒有結婚，耶穌是否屬於苦行派的人？若是，耶穌怎麼會在加利利省周遊各鄉鎮呢？苦行系統的人不都是會躲開群眾嗎？她也曾問：上帝為什麼會讓尚未結婚的馬利亞懷孕生下耶穌？這豈不是增加約瑟在他們社區的困擾嗎？

在她的看法裡，耶穌其實可以不用強硬的態度去面對猶太人的宗教領袖。如果耶穌稍微修正一下，不要在公開場合讓那些宗教領袖難堪，也許猶太宗教領袖就不會決意要除掉耶穌了。她甚至說：「盧牧師，我不認為猶大會為了三十塊銀子出賣耶穌，一定有什麼特別原因吧？」

我喜歡跟她討論聖經和信仰的問題，但很多問題我真的不知道該怎樣回答，只能跟她說：「很對不起，我真的不知道怎樣回答這問題。」她總是很溫和地說：「沒有關係。」

在教會裡，我都會很珍惜在信仰上有認真追尋的信徒。每當這種信徒安息離開，總讓我有很大的失落感。這位女老師就是其中一位。

23 祈禱有效嗎？

願你們能理解基督那超越知識所能領悟的愛，好使你們能完全被上帝的完美所充滿。

——以弗所書3章19節

這位病人是一位相當有名的醫學教育學者，曾培育出許多傑出的醫界名流。晚年因病重入院接受治療。他和一些名流抱有同樣的想法，就是生病時不想讓親朋好友知道，也不要他們來醫院探望，甚至會要求醫院不能讓他們的名字出現在能被查詢的住院名單中，以免有人來探訪，或是走漏風聲引來媒體記者的報導。

而這位教授還有更特別的要求：即使已經住院了，還是堅持除了主治醫師外，不希望有任何至親好友前來關心，簡直到了拒絕所有人來探望的程度。加上他的夫人本身就是醫生，因此，當這種病人的主治醫師，心理壓力很大。

這位教授除了醫務人員探訪時會有回應，其餘時間都是一個人靜靜地閉著眼睛，也不一定是在睡覺。他的夫人覺得這樣不是一件好事，因為她知道先生並不是拒絕親朋好友的探訪，而是去探訪的人大多沒什麼幫助，講的也總是千篇一律的說詞，他認為病人住院已經夠痛苦了，還得應付這些「有的沒的」更累，不如不要接受探訪。

但是，這樣下去真的好嗎？他的夫人心中掙扎再三，最終向醫院的社服室主任提出請求，請醫院尋求誰能幫助她的先生，讓他在住院期間不至於孤獨一人，整天躺在病床上都不與外人接觸。

醫院高層經過討論後，有人去問這位教授：是否願意接受「盧俊義牧師」的探望？

聽說這位教授立即請夫人用電腦搜尋「盧俊義牧師」是誰，當平版電腦打開時，他的夫人拿給他看，他看完後，回覆醫院工作人員說：「這個牧師可以。」就這樣，我被通知去探望這位教授。

信仰，不是數學的問題

就像往常一樣，我去和信醫院服務或特別受託去探望住院病人時，都會穿「牧師服」。那天下午快兩點，我依照醫院提供的病房號碼，前去探望那位病人。當時只有他一個人在，他的夫人正好有事外出，也說會盡快趕回來。

我輕敲房門，聽到裡面傳來「請進」的回應聲。我推門進入，在微弱的燈光中，他一看見我，就說：「你是盧牧師？」我說：「是。」然後他開口就說：「你知道嗎？愛因斯坦曾做過統計研究，祈禱治病沒有效。」

我當下的感覺是很「傻眼」，怎麼會有病人這樣說？何況我是被告知「這個病人需要我幫忙」才來的，沒想到一進門就聽到這樣像是「找碴」的一句話。但我很快回過神來並回答他說：「祈禱不是用來治病的。祈禱是在和上帝說話，是在向上帝表示：我很軟弱，很需要上帝的憐憫、疼惜，和扶持帶領。」

說也奇怪，就因為我如此回答，話匣子反而打開了，我們就這樣聊了起來。我從愛恩斯坦的統計開始切入，告訴他說，信仰並不是數學，信仰就像愛情一樣，不是用數學在數算的。我跟他講了一則有趣的故事：

「話說，知名學者胡適先生，去美國留學、完成學業後，回到中國北京大學教書。他帶回在美國學到的精華——賽先生和德先生，就是所謂的科學和民主，這兩件事對當時的中國學子可說是投下了極大的震撼彈，很多學生擠到他課堂聽課，聆聽他講述「現代美國」的種種，讓許多學生都感受到耳目一新。

「很多學者、學生喜歡去他的宿舍訪問，幾乎每隔幾天就有訪客。他的夫人是個很典型的中國婦女，有訪客來，必定泡茶、接待。每當有訪客來家裡請益，胡適先生開口閉口總是不忘記強調一個很重要的觀念：只要是實驗室測驗不出來的，都不是真的。

「有一天，他夫人端茶給訪客，轉身要回去時，又聽到胡適先生說：『只要實驗室無法證明的，都是假的。』這時夫人突然回過身來，跟胡適先生說：『這樣吧，等客人離開後，你帶我去學校實驗室實驗看看，是你比較愛我，或是我比較愛你？』夫人這一說，在場的人都愣住了，特別是胡適先生，他怎樣想都沒有想到，平時甚是寡言的夫人，竟然會當著訪客的面說出這令他不知道該怎麼回答的話。」

教授聽我講完這個有趣的故事後，就笑著說：「我也聽說過這個故事。牧師，我知道你要跟我說什麼了。」

於是我告訴這位教授，信仰就像這樣，不是數學的問題，而是一種生命的感受，跟愛情一樣，是需要去體驗才會有意義，若是只停留在「想」的層面，永遠領悟不出信仰之「道」的意義和力量。

我特別強調說，這「道」就是生命的源頭，就是上帝。我說，對有信心的人來說，祈禱確實可以使人得到力量，而生病的人可以藉著祈禱與上帝對話，使心靈得到幫助，生出平安、不焦慮，這樣對病情的穩定是有幫助的。我也告訴他，這種見證一再在教會信仰團契裡發生過，也因此經常有人在教會裡做「祈禱後病得醫治」的信仰見證。

我舉出一個真實的例子：「長老教會有一位知名的傑出醫生（也是牧師）謝緯，他在國小四年級時生重病，他的父親謝斌也是醫師，因為無法醫好自己兒子而感到難過。後來南投教會的吳天賜牧師帶領他們夫婦跪在只剩下一口氣的謝緯病床邊，吳牧師輕聲詢問謝緯：『若是這次祈禱，你可以康復起來，長大後是否願意把自己奉獻給上帝，作為祂的僕人去傳福音？』

「已經病到眼睛都睜不開的謝緯聽到吳牧師這樣問，明確地點點頭，用很微弱的聲音說『好』。於是，吳牧師牽著謝緯的手，帶領他們一家人祈禱，懇求上帝垂憐、醫治。祈禱之後，謝斌醫師照樣開藥給兒子謝緯服用。很神奇的是，同樣的藥，之前都無法使謝緯的高燒退下來，但祈禱後，同樣的藥竟然就生效了，謝緯的燒開始消退，身體也慢慢恢復，數日後就痊癒並回學校讀書。」

我告訴教授這件事實，也讓他知道在謝緯醫師的傳記中就可以看到這段生命記事。因此我說，祈禱若是用來跟醫生的治療搭配，是非常重要且有幫助的，不要疏忽了祈禱的重要性。我對這位教授說：對沒有信仰的人來說，他不會想去祈禱，只想要知道醫生開什麼藥給他、藥效是什麼？所以他體會不出信仰帶來的力量。

需要宗教師的原因

聽了我這樣講，這位教授沉默半晌，彷彿下了什麼決心似地，拿出他用手機拍的、他寫的毛筆字帖給我看。真的是非常優美的毛筆字，簡直就像是專業的書法家寫的，一看就知道是受過嚴謹的訓練。

正當我在讚嘆的時候，他卻拿起一旁的筆和紙，一邊寫給我看，一邊說：「牧師，我現在連寫一、二、三、四……這麼簡單的數字，都歪七扭八的。」他還想繼續說，卻突然間手一抖，手上的筆直直地落到地上。

我看見他的右手顫動得很厲害，這時他才慢慢地跟我說：「牧師，我罹患了很嚴重的帕金森症！」我對這種病症很外行，只能表示關心地問：「醫生怎麼說？」他淡淡地回答說：「很難治好。」然後沉默了下來。

其實，這位教授比任何醫生更清楚自己的狀況。過一會兒，他平復了心情，講起關於自己的一些事。他原本在美國一所著名大學的醫學院教書，並不想回台灣，但熬不過台灣醫學界、教育界熱心長輩和好友的呼喚，因此結束在美國待遇優渥的教職，回來台灣。他也談及自己在語言方面的天賦，很自信地表示台灣沒有幾位學者能像他這樣有語言能力。後來我才知道他精通八種不同語文，他在醫學院開班授課，不只指導學生，也為老師們教授外語。他說：「盧牧師，其實我比較喜歡教文學的課程，遠勝過教醫學的課。好的文學作品，會讓人的品德素養增分。」

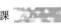

就這樣聊啊聊，約過了四十五分鐘，我看到他忍不住打了個哈欠，顯得有點疲倦。便跟他說：「教授，您就好好休息吧。我去探望其他的病人。」他回說：「謝謝你，牧師。」

我轉身離開病床邊，走到病房門口，正要打開房門時，他突然說：「牧師，你還沒有帶我禱告耶！」

我本來想回他說：「您剛才不是說禱告沒有效嗎？現在怎麼想到要我為您禱告呢？」但我沒有真的這樣說，而是轉身走回他身邊，牽著他的手，為他祈禱。當我說「奉耶穌的名祈求」這句禱告的結語時，他也很清楚地說「阿們」。

我離開病房不久，他的夫人從外面辦事回來，特地到社服室去找我。辦公室同工跟她說我去探訪病人，不知道幾點會回辦公室。

當天晚上九點，我一踏進家門，隨即接到夫人的電話，說她的先生希望我能每天去為他祈禱。我告訴夫人說，我沒有辦法每天去，因為我有五個查經班要帶，還有其他的病人要探訪，但我可以每個禮拜去一趟。

就這樣，下禮拜一我又去了一次。兩個禮拜後，教授在美國的女兒安排他回美

國住進一家安養中心，鄰近有一間台灣教會，牧師也受邀每天去為這位教授祈禱。四個月後，這位教授就安息回天家了。

在和信醫院遇到一些病人，剛開始的時候，覺得生病沒有什麼大不了的，有些人甚至很瀟灑地表示並不擔心死亡。但當出院之後又入院，次數多了之後，身體逐漸虛弱下來，這時的態度就會大為轉變了。有的變得急躁，有的沉默不語，有的開始語氣變壞，也有些病人會罵醫護人員，但多數病人會開始詢問有關死亡的問題，這卻不是醫護人員能回答的事。這也是醫院需要有宗教師的原因，並不是要宗教師進入醫院傳教，而是希望透過宗教師，幫助病人獲得心靈的平安。

想要真正獲得平安的心靈，需要真誠的宗教信仰。只是一般人往往要到了重病垂危時，才要宗教師幫助他們。但請一定要記住：真誠的信仰是需要時間培養的，無法一蹴可幾。

24

與佛教法師相遇

你們跟非信徒來往要有智慧，要把握機會。講話要溫和風趣，要知道該怎樣回答每一個人所提出的問題。

——歌羅西（哥羅森）書4章5至6節

這應該是我在和信醫院服務十八年中最特別的一次際遇。

當時，我在六樓等電梯要下樓，電梯門開了，有一位看護推著一個病人坐輪椅出來。就在我等她們出來後要進入電梯時，輪椅上的病人突然問了一句：「是盧牧師嗎？」

我隨即停下腳步，回答說：「是。妳是？」她戴著帽子，瘦小的身軀，我真的不知道她是誰。她笑著說：「盧牧師，我認識你，早在你當年在台北市中山堂

受『佛教青年會』邀請演講時，我就有聽過你演講。後來你和釋昭慧法師、性廣法師、傳道法師、王敬弘神父等人共同發起成立『關懷生命協會』，那次在台大校友會館舉行成立大會時，我也有參加。傳道法師邀請您在台南『妙心寺』演講時，我也有去聽。」

她的這番話搭配她的身分，讓我感到很特別，便和她聊了起來。我關心她的身體狀況，才剛開口問她身體怎麼了，她就告訴我她所住的病房，然後問我：「方便進來坐坐嗎？」我馬上就說「好」。

一進入病房，坐好後，她脫下帽子，我看見她頭頂上有「戒疤」，因此，我問她說：「妳是法師？」這時她才說「是」，同時介紹幫她推輪椅的女士是她的學生。我問她身體怎麼了，她說是罹患乳癌末期，已經轉移到骨頭了。她說這可能跟她的家族史有關係，因為她的母親、阿姨都是因罹患乳癌病逝，姊姊也患上此病，但有控制住。

她說，起先她覺得自己出家修行，吃的簡單，生活單純，且寺廟位在偏僻的清靜之地，她應該可以倖免才對，但沒有想到，五年前就發現自己也遺傳到這種病。

她發現時，有去醫院治療，當時醫生說是第二期，除了手術外，也有進行化療。治療過程讓她覺得很痛苦，所以完成第一次療程後，就決定不再做了。

我問她：「為什麼？」她笑著說：「沒有什麼，只是我經常想起基督教聖經有一句話說：『生有時，死有時。』並且還有一句：『空虛，人生的一切都是空虛。』不是嗎？」

我手上有聖經，於是我馬上翻開來指給她看，前面一句是記載在〈傳道書〉3章2節，後一句是在1章2節。我驚訝地問她說：「你讀過聖經？」她說：「我們出家人有不少人都會很認真地研讀聖經喔。因為我們也想要知道你們的耶穌教導的是些什麼，也想瞭解聖經記載哪些事。我沒有全本讀完，但有讀完福音書關於耶穌的故事，很感動的。」

她的話使我想起好友釋昭慧法師曾跟我說過，舊約聖經實在很難讀得下去，但讀新約福音書，看到耶穌的所說、所作、所為，就非常感動。

牧師怎會替佛教講話？

我問她：「你是從南部上來的？」她說：「是啊。」然後我又問她：「你入院多久了？醫生怎麼說呢？」她說：「已經有三個禮拜了，我很清楚跟醫生說，不用再替我做什麼特別治療，只要減少我的疼痛就可以。我聽說這家醫院在治療疼痛這方面很不錯。我也簽了DNR★。我很感謝佛祖，讓我活在世上的日子裡，可以認識佛祖，也透過修行佛學，我的心很平安。」

我說：「你簽了DNR，表示你已經轉為安寧療法了？」她說：「是。因為五年前發現得了這種病之後，我就決定，若是第一階段化療很痛苦，我就好好準備迎接那日子來臨。現在看來，時間是接近了，我心裡是很平靜的，不會害怕。」

她問我說：「盧牧師，你是來探病的嗎？是探訪你的親人或是信徒呢？」我要拿服務證給她看時，才發現服務證翻到反面了，趕快翻過來給她看，並告訴她我是

★編注：Do Not Resuscitation的縮寫，意思是「不實施心肺復甦術（CPR）」。

這間醫院的宗教師，除了我之外，這裡還有一位法師會來協助關懷病人。我跟她說我已經在這裡工作十二年了（當時是二〇一八年）。我也跟她們師徒兩人說：「妳們知道嗎？五樓有一間佛堂，那裡有觀音佛像，以及佛桌、跪椅，還有佛經，有去過嗎？」她們異口同聲地說：「剛才就是去佛堂，我們去過好幾趟了。」

她說：「盧牧師，我對你印象最深刻的一件事，是有一年台中『中台禪寺』發生小學生參加佛學夏令營後，引發『小沙彌』風潮的社會風波，我看到盧牧師你在《自由時報》寫的文章，當時我們佛教許多人看了都深受感動。我們有很多人都想要知道一件事：『怎會有一位基督教長老會的牧師，會替佛教講話？』特別是當時整個台灣社會針對中台禪寺的指責聲浪不斷高漲，你講的話讓我們感到很安慰。你怎麼會想要幫我們講話呢？有沒有被你們信徒罵？」

我說：「不會啦，誰會罵我？若有，罵我的人應該不會是長老教會的信徒，其它教派的人我就不知道了。」我繼續說：「其實，我很早就跟釋昭慧法師是好朋友。我就任嘉義西門長老教會的那天，她和性廣法師，以及幾位生命關懷協會的夥伴還特地下去嘉義參加就任儀式。

「如果我的記憶沒錯，中台禪寺的事件應該是發生在一九九六年。那次《自由時報》刊登我的文章之後不久，我就接到法鼓山聖嚴法師的邀請，和當時報導此事件最多的《中國時報》社長黃肇松先生一起坐下來談。我還記得，那時聖嚴法師很感慨地說：『過去只有看見基督教在罵佛教，沒有看過有基督教的牧師會替佛教講話。盧牧師你一定是基督教的『異類牧師』。」

她們聽了之後，笑了出來，然後她問我說：「很想知道，為什麼長老教會好像比其他基督教會更關心台灣社會的問題？是有聖經的依據嗎？」

我跟她說：「這當然是根據聖經的教導，而不是因為對政治有興趣。舊約聖經裡的先知因為關心社會問題而被掌權者殺害的事屢見不鮮，耶穌也是關心當時社會弱勢族群而被陷害的。猶太人領袖向羅馬統治者控告耶穌，說他到處煽動民眾『不要繳稅給羅馬政府』（參考路加福音23:2, 5），用這種政治性的理由將耶穌判處死刑，而羅馬帝國就是用釘十字架對付叛亂犯。」

我繼續說：「台南的傳道法師曾邀請我在他住持的妙心寺演講，也介紹長老教會給他的弟子聽。而釋昭慧法師的『弘誓學院』也曾邀請我去對學生演講，介紹長

老教會的社會關懷。」她聽我這樣解說，點頭表示太慢知道長老教會的信仰態度，有點可惜。

就這樣聊了約有四十分鐘。她的學生打手勢暗示我應該讓她休息了，於是我跟她說：「好好休息吧，我去探望別的病人。」當我站起來時，她說：「盧牧師，希望下禮拜還有機會看到你。」我說：「只要妳在這裡住院，我就會來探望妳。」

馬赫俊神父的故事

她在和信醫院住院約有兩個月時間，這段時間內，我每次去探望她，她都會跟我談到基督教信仰上的問題。她曾表示疑問，為什麼在台灣只有看到長老教會積極參與社會運動，那其它基督教派呢？我立刻回應說：「不，最關心台灣社會底層勞工的並不是長老教會，而是天主教會。」

我舉例說明，一九八四年五月一日勞工節那天，來自愛爾蘭的馬赫俊神父（Neil Magill）在桃園成立了台灣第一個工運團體「台灣勞工運動支援會」（台灣勞工陣線前身）。同年八月，馬神父也在天主教會的支持下，在桃園成立「愛生勞工中心」，從事勞工教育與服務，教導勞工認識工作環境安全、和雇主之間的契約、怎樣保障自己的工作權益等等。

由於積極關心勞工，他深獲基層勞工的敬重與肯定，但也因此引起一些財團老闆的關切，連政府高層官員也對他非常不滿。將他看成「危險分子」，一再透過天主教會主教團給予壓力和警告。他說曾在半夜接到恐嚇電話，說他若不離開台灣，就把他殺死。他立刻報警，沒想到警方竟然說：「那你不要做啊，回愛爾蘭去就好了。」

有人問馬神父為什麼甘冒這樣的風險，他是這樣說的：「我看見很多遭到剝削的勞工，工資又是那麼低，更糟糕的是還得天天在汙染的環境下工作，卻沒有看見政府相關單位給予適當的關心。如果教會再不來關心這些勞工，那誰要來關心他們呢？」

我看她們師徒兩人聽得很專注，後來每次去探訪她時，我都會講些天主教神父在偏遠地區的貢獻。我也告訴她，花蓮慈濟證嚴法師就曾提醒所有慈濟醫院的醫護和義工人員，只要看見神父、修女到醫院來，就要善待他們，不要讓他們等太久，因為他們都要趕回去關心痛苦的窮人。她聽我這麼說，就說「這是應該的」。

最後一次去探望她時，她非常虛弱，也很嗜睡。她的學生跟我說，醫生有來說明，大概就是這幾天的時間而已。這位學生說：「牧師，真謝謝你，因為有你說這些我們從來不曾聽過的故事，我們心裡就感到很滿足。我的老師一再叮嚀我，一定要替她謝謝你，也要我轉告你，不用擔心她，她不會怕死亡，因為她已經準備好要迎接死亡的日子來臨。」

過了三天，這位學生打電話給我，說她的老師安息了，享年六十八歲。少了一位能夠進行宗教交流的朋友，我心中感到十分惋惜。

25

串連起來的愛心

我們知道，並且相信上帝愛我們。上帝是愛；那有了愛在他的生命裡的人就是有上帝的生命，而上帝在他的生命裡。

——約翰一書4章16節

這是二〇一二年的事。那年年初，台東大學的曾世杰教授帶著罹患胃癌的妻子簡淑真教授上台北和信醫院治療，卻因為「沒床位」而無法入院。他們暫住旅館過夜，隔天再次到醫院，希望能順利住院，以免延誤療程。

從台東搭機北上、又去住旅館，這不僅是金錢的浪費，更是時間上的消耗。對其他遠從台東等偏鄉地區北上就醫的病人來說，確實是很不方便的一件事。於是曾教授寫了一封信給和信醫院的黃達夫院長述說這件事。黃院長答應會想辦法，於是將信轉交給來自台東的臨床藥師方麗華，請她想辦法解決這件事。

前一年，有兩位護理長曾雅欣和謝佩玲先後提出辭呈，她們都是和信的資深護理老將，所以黃院長曾與她們私下懇談，希望挽留她們，但她們辭意甚堅。雅欣是因工作上的疲憊與對未來的疑惑，決定辭職先休息。黃院長當時提了一些方案讓她思考，包括留職停薪、轉換單位，但她下定決心要離職，所以婉拒院長好意。

其實，雅欣和佩玲過去就經常跑新港（成功鎮）、關山，去探望那些來自瑞士的修女們，對修女們創辦的療養院留下很好的印象。她們心裡想著，辭職之後，就要去那裡進行護理工作。

當藥師方麗華接到黃達夫院長要她想辦法時，她先找已經提出辭呈的雅欣和佩玲，表示她手上有一筆錢，是過去的藥局同事過世後，她先生每年捐出的三十九萬元，可以給她們兩位使用。經過討論，她們決定在台東租房子，為當地的病人開設「一步到位窗口」，兩人輪流上班，剩餘時間可以打工養活自己。

因為麗華、雅欣、佩玲都是我在和信查經班的成員，我聽到此消息後，就著手籌劃如何讓這兩位資深護理師可以順利去台東、專心服務台東那邊的病人，並提供兩人足夠生活需要的經費。

另一方面，當時和信有一位腫瘤內科的陳新炫醫師曾在台東馬偕分院服務過，他的夫人又是台東人，因此麗華寫的方案中，就有提到可以請陳醫師擔任從台東轉介至和信就醫的窗口。透過事前的聯繫安排，病人可在北上初診當日同時進行檢查、看報告，並進一步討論安排後續的治療。或在準備北上作化療前，先在台東抽血評估，避免北上後發現檢驗值不適合治療，而須返家另行安排治療時間的窘境。

這對遠從台東上來就醫的病人而言，確實是省下許多時間與體力的一件美事，也因此成為和信醫務人員口中常說的「台東來的病人都是VIP」。

當雅欣和佩玲兩位護理師堅持辭職後，我跟她們說可以去台東基督教醫院（以下簡稱東基）開設「癌症諮詢」服務。我說：「我們約定三年，這三年的薪水我來籌募，三年後若是效果不彰，這件事就停止，若是不錯就可繼續。您們需要多少薪水？」她們竟然這樣回答：「牧師，只需要吃住等簡單的生活費用就可以！」這句話讓我深受感動。

於是我找到一位旅居國外的親人，和一位在台北東門教會的企業家會友，請

他們各自負責一位護理師的薪水，台北這位會友還特別捐出一部全新的汽車作為她們在台東訪視病人、投入各地防癌教育的交通工具。這部車子就登記在和信醫院名下。事情就這樣成了。

上帝的靈開始運作

東基的呂信雄院長特地提供宿舍給這兩位護理師，並在東基院內提供一間辦公室。就這樣，在二〇一二年九月三日，「癌症諮詢室」正式成立，雅欣先過去，佩玲一邊留守在和信醫院策劃「護理教育」，希望有一天東基的護理人員能承擔癌症護理工作；一邊到台東參與諮詢的工作，後來就全心留在台東。

她們除了跟台東各村落聯繫外，也跟教會聯絡，開辦「認識癌症」等教育工作，幫助民眾認識癌症。另外，她們也將曾去和信治療過的台東癌症病人名單調閱出來，進行家庭訪問，讓這些病人知道，若要北上和信就醫，可透過她們協助各項聯繫的工作，病人就不用煩惱會遇到什麼問題。漸漸地，來諮詢的病人越來越多，轉介到台北和信醫院的病人也陸續增加。

上帝的靈開始運作在想要幫助人們的人身上。

我牧養的台北東門教會，有一位會友是在台北國泰醫院血液腫瘤科服務的資深醫師劉漢鼎，當他知道有兩個護理師已經去東基了，有個禮拜日他來跟我說，他要學習宣教師奉獻的精神，決定舉家去台東，投入癌症醫療服務。

劉漢鼎醫師從當時的衛生署獲得資料，台東縣癌症病人和人口比例是全國最高的縣，平均餘命比台北市少七年。他覺得自己有「應該過去幫忙」的使命感。我聽到他向上帝許下這個心願，深深受到感動，我們便一起去衛生署見邱文達署長，讓他知道這件事。

邱署長一聽，第一句話就問說：「你準備過去幾年？」劉醫師回答：「一輩子，直到我退休為止。」邱署長聽了，非常感動地說：「不怕沒有經費，只怕沒有人願意過去。」他馬上要秘書請署內一級主管都過來，介紹劉醫師跟大家認識，並且交代說：「若劉醫師有需要大家協助的地方，請給予全力幫忙。」就這樣，事情又成了。

劉漢鼎醫師是台大醫學院出身，曾在台大醫院當到總住院醫師，原本可繼續留在台大醫院，但他常為了寫學術論文感到疲憊。後來他去國泰醫院，沒有想到國泰也是一樣，都在「逼」醫生寫論文，又有看病人的「績效」問題，這都不是他想要的，因此提出辭呈。

院方知道他是個很有愛心與良知的難得好醫生，全力慰留他，但他還是堅持辭去。於是我去跟黃達夫院長談此事，讓劉醫師先到和信工作半年，讓劉醫師知道和信在癌症醫療上的作業方式，也有機會接觸到各科、各部門，以後過去東基時，要轉介病人北上和信就醫，流程就很清楚了。

黃院長答應了，而東基的呂信雄院長也表示東基願意支付劉醫師這半年的薪水。後來，劉醫師在和信工作（或說是「見習」）的那段時間，親身體會到和信醫院治療癌症的方式確實和其他醫院很不一樣。黃達夫院長也發現劉醫師確實是個很優秀的醫生，想盡辦法要把他留在和信，並允許他每個月可以有一個禮拜去東基服務，但劉醫師很清楚自己的使命，堅持要在台東當專職的癌症醫師。

於是我動員我所牧養的東門教會全體會友，呼籲大家奉獻支援劉醫師和兩位護

理師去東基開拓癌症醫療工作的需要，而東門教會查經班的兄姊更是踴躍參與此項奉獻，也有來自國外的會友透過東門教會週報獲知此消息，紛紛匯款表示支持。

我在東門教會的牧養工作到二〇一三年二月底就屆滿十五年（我提早辦理退休），辦理退休申請核准後，在二月二十六日，我親自舉行「差遣禮拜」，讓「台東癌症關懷」成為東門教會的事工之一。在那天，共計奉獻多達一千零二十二萬元，全數匯入東基，作為貧困的癌症病人就醫所需。東門教會確實展現了寬宏的胸襟和極大的愛心，而且後來還持續奉獻，直到二〇一三年底，共計奉獻一千八百多萬元。也因為劉醫師過去了，簡淑真教授深受感動，臨終前也參與奉獻。

生命的力量

雅欣和佩玲過去之後不久，我接到她們來信說：「牧師，你要來帶我們讀聖經，否則我們可能撐不了多久。」

於是我從二〇一三年開始，每隔週的禮拜六去東基帶他們一起研讀聖經。早上去，晚上回來，開放給所有東基員工或當地信徒參加。成員當中，台東大學教授、當地醫生、醫院員工、教會信徒、傳道者都有，持續到現在都沒有停止過。有聖經中上帝的話語，就有生命的力量。

在癌症團隊開始工作不久，有一對夫婦（原本在美國科技業工作的李慶宏兄和妻子郭淑苓姊，他們都是虔誠的基督徒）聽聞台東的癌症醫療事工，經過禱告與多方應證後，決定返台並在台東租房子定居，參與關懷病人與家屬的志工服務。

我們一起分享上帝的話語所帶來的力量，以及信仰的實踐。每次過去，中午時間我們就一起午餐，他們分享工作上遇到的各種心得和困難。劉漢鼎醫師不僅在東基開設腫瘤科門診，也進行化療。此後，台東的癌症病人不用再舟車勞頓跑到台北、高雄或花蓮等地就醫。

最感人的是，劉漢鼎醫師也主動關心蘭嶼達悟居民的醫療困境。他和台北榮總合作，在二〇一七年三月，將一位八歲小女孩「安潔」送回蘭嶼，了卻生命最後的心願——看海。

雖然蘭嶼不是東基的醫療責任區，但劉醫師很清楚上帝給他的使命，就是照顧偏鄉窮困的病人。為此，他常利用空檔去蘭嶼，幫助當地張淑蘭護理師創辦的「雅布書卡嫩居家護理所」所關心的病人。

為了幫助東基能夠自己撐起癌症醫療的事工，和信醫院確實盡心盡力，培訓癌症護理師，也派藥師過去訓練他們。就這樣過了三年，黃達夫院長請雅欣和佩玲回醫院報告過去三年的工作情形。聽完報告後，他馬上要人事室將她們兩人重新歸到和信醫院，如此一來，從二〇一五年開始，便是由和信醫院支薪給她們，這也讓我大大鬆了一口氣。

更感人的是，二〇一九年十一月，和信醫院放射腫瘤科主任鄭鴻鈞主任也過去東基開設門診服務，並且選派人員到和信受訓。就這樣，東基癌症醫療成為台東縣最好的醫院，病人不用再像過去那樣，遇到天氣變化、交通受阻就無法順利就醫。也因此，十幾年前台東罹患癌症的人數和人口比例從全國最高，逐漸降低，不再是全國最高的縣市了。

這整件事讓我感觸甚深的是：不是基督教醫院的和信治癌中心醫院，伸手幫助了以基督教之名設立的台東基督教醫院。

另外一件事也讓我相當感動。二〇一三年劉醫師去東基時，剛開始病人不多，因此，劉醫師會利用空檔時間，開車載雅欣和佩玲兩位護理師去訪視癌症病人。透過這樣的訪視，他們將一位獨居的癌末病人載回醫院，替他清洗身體、換上乾淨的衣服，讓這位病人安詳地在醫院走完生命的旅程。這讓該村落的族人深受感動，因為他們去訪視居家病人並不是只有一兩次，而是經常。

有趣的是，二〇二二年馬偕台東分院腫瘤科醫師退休了，沒有醫生駐院看診，院方找劉醫師幫忙看診，且私下想要用高薪挖他過去，他很堅定地回絕說：「若需要錢，我就不用來台東了。」

有愛的地方，會讓人看見上帝。我想起了聖經的話：「上帝是愛；那有愛在他生命裡的人就是有了上帝的生命，而上帝也在他的生命裡。」（約翰一書4:16）感謝上帝，因為有他們美好的腳跡，讓遠在台東的癌症病人感受到生命的溫暖。

結語

祈禱，面對病痛的心靈力量

有一次去參加某醫院的「安寧會議」，當中有一位被譽為「安寧導師」的教授說：「談心靈，不談宗教。」她會這樣說，可能是因為主持人特別介紹我是「牧師」吧。但我很清楚一件事：宗教信仰，就是在談心靈的問題。特別是我在醫院的工作經歷告訴我，這兩者是無法這樣切割的。

現代醫學非常發達，醫療科技的發展更是日新月異。但我們的生命不是只有肉體層面，還有一個很重要的層面，就是心靈的健康；由心靈層面發展出來的，就是所謂的「宗教」。

自古以來，人類一直不變的一件事，就是怎樣面對生存的問題，而這種生存問題不是單單科技就可以處理的。其實，科技越發達，並沒有拉近人與人之間、族群與族群之間的距離，甚至常常是拉得更遠；而且帶來的問題更多、痛苦更大。

因此，古老的祖先發展出來的信仰，成了補足人類生命缺口最重要的部分；宗教也是從生命的苦難體驗中，帶來的結果。

在所有的宗教信仰中，共有的一件事就是祈禱。祈禱，是信仰表現出來最基本也最普遍的宗教行為。因為祈禱是在跟我們敬拜的神說話，可以表達感謝、歌頌、讚美神的話，也可以向神明傾訴內心的苦悶，當然更可以無所不談地與神聊天。因為真正的神是無所不在的，因此，我們隨時隨地都可以和我們所深信的神對話，也可以談非常隱密的事，不用擔心神會外洩我們內心的秘密。

祂不需要我們先掛號，也不用安排指定時間，神就存在於我們的內心。只要相信有神，且喜歡跟祂說話（祈禱），很自然地，就會有股心靈的力量浸透在人的生命中。

創辦彰化基督教醫院的老蘭醫生，可說是最喜歡祈禱的外科醫生。每次他為病人手術前，都會先帶開刀房所有同仁圍繞在病人身邊，然後牽著病人的手一起向上帝祈禱說：「親愛的上帝，懇求祢牽著我的手，使這次的手術能順利完成。也懇求祢賜福給這位兄弟（或姊妹，他都會念出病人的名字）不會害怕，有平安的心

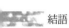

靈，恢復健康的身體。奉耶穌的名，阿們。」

這樣簡短的祈禱，卻每每讓病人感動到流淚。開刀房的護理人員後來幾乎都信了耶穌，更多病人也是因此而受洗歸信耶穌。創辦花蓮門諾醫院的薄柔纜醫生，和台東基督教醫院的創院院長譚維義醫師，他們兩人也是如此，在開刀前一定會帶著大家一起祈禱。

有一次，有人不解地問老蘭醫生說：「你的醫術已經這麼好了，為什麼還向上帝祈禱說要祂牽著你的手呢？」老蘭醫生回答說：「我是個人，只要是人，就會出差錯。但上帝不會，祂是神，也是全能的。」簡單的話，讓病人和在他身邊的醫務人員都從他身上學習到謙卑的心靈與敬虔的信仰態度。

禱告不用錢

我在和信醫院服務，經常遇到病人面臨開刀時會心神不安、害怕的情況。有時，社工師和護理人員也會讓我知道哪位準備要開刀的病人很需要我的關心。因此

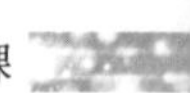

我常去探望這樣的病人。若是遇到信耶穌的病人，我都會牽著他們的手祈禱，有的病人會感到相當窩心而流淚不止。

我的祈禱很簡單，就是學老蘭醫生的祈禱文：「慈悲的上帝，某某人明天要接受醫生手術，治療身上的疾病。懇求祢牽著醫生的手，使這項手術可以順利完成。也懇求祢賜給某某人有平安的心靈，不懼怕，讓他（她）知道祢與他（她）同在。謝謝祢的恩典，奉耶穌的名。阿們。」

更多時候，我遇到的是「非基督徒」。當我知道病人不是基督徒時，我還是會跟他們說，可以透過向上帝祈禱，使你的內心不再恐懼、不安。他們通常會說：「可是我又沒有信教（意思是指信耶穌）。」我總是這樣回答他們：「沒有關係，上帝認識你，是你不認識祂。但慈悲的上帝一定會垂聽你的祈禱。我可以帶你向祂祈禱。」

若是病人不反對，我會告訴病人，我念一句，他跟著念一句。我通常會這樣說：「天上的神，我是某某某，我明天要接受手術，治療身體的疾病。雖然我不認識祢，但盧牧師說祢一定認識我。因此，我懇求祢牽著醫生的手，使這項手術順利完成。也懇求祢賜給我平安，不害怕。謝謝祢，奉耶穌的名祈禱。阿們。」

念完之後，我也會解釋「奉耶穌的名」這句話的意思，是指耶穌是人和上帝之間的橋梁、媒介。而「阿們」的意思，是我祈禱所講的話都是真實的，耶穌作我的保證者。

不論是基督徒或非基督徒，我都跟他們說，晚上九點之後，就不要再接手機或看電視節目了，讓自己內心保持安靜，並開始在心中默禱說：「天上的神，我將我的生命交託在祢手中，懇求祢與我同在，除去我心中的擔憂。謝謝祢，奉耶穌的名。阿們。」將這樣的祈禱文連續在心中默念，直到睡覺時。隔天，當護理站派人來推病床去開刀房時，就一直念我前面教導他們的祈禱句，一直念到麻醉睡去，這樣就可以了。

接受開刀的病人，我再去探望時，非基督徒的病人往往會很高興我再去探望他們。還曾有人對我說：「牧師，真的耶！我照您說的去祈禱，我都沒有害怕，謝謝牧師。這樣要給您多少錢？」我說：「禱告不用錢。」這位病人說：「這樣不好意思啦！」

這是我在和信醫院服務十八年來最有趣的經驗之一。因為從來沒有遇到基督徒在牧師為他祈禱後，會問牧師要給多少錢的。

祈禱是一種心靈活動

祈禱，是宗教信仰的活動，所有的宗教信仰都有祈禱。祈禱是一種心靈活動，這種活動越多，人的生命就會越快樂，遇到重大困境時，也才不會亂了心緒。沒有宗教信仰，很難談得上心靈的層次，頂多只能說是理性的思維。當然有人會將理性的思維也看成一種「宗教」，但那種宗教是只相信自己，覺得自己有能力、有辦法去處理生命的問題。其實，人是很軟弱的，特別是生命陷入危險之際，這種軟弱馬上就會顯露出來。

我們應該清楚一件事：無論我們的科技多麼發達，人的生命問題不會因為科技帶來壽命延長就能解決。絕對不會。反而很可能是科技越發達，帶來的生命苦難越多，且會使生命的際遇更加殘酷。確實，科技帶給我們的是平均年齡延長了，但心靈的空洞卻相對變大，總覺得生命缺少了什麼，甚至有些長壽者會感覺活著很痛苦，不知道這麼長的日子要怎麼度過，精神障礙的人也越來越多。

台灣提倡身體健康的風氣盛行，許多知名餐廳紛紛推出「養生餐」，各地都在推廣健身活動，連電視節目也推出各式各樣的營養品廣告和活動節目，整個社會好像「健康」、「活潑」起來。但身體健康了，內心並不一定，有精神困擾的案例節節升高，這就說明了一個重要因素：心靈貧乏。也因為貧乏，才讓一些別有企圖的新興宗教活動找到缺口而興起，這點從許多宗教活動「商業化」就可看出來，這是非常可惜的一件事。

我們的生命不是只要肉體健康就能滿足，也需要虔誠的宗教心靈來滋潤，這樣的生命才會活得有意義。唯有心靈飽足的人，才不會在意年歲長短，而是會重視怎樣使生命活得更有意義，但這已經不是醫學的問題，而是宗教信仰的範圍了。

國家圖書館出版品預行編目資料

離開前的最後一課：與癌末病人的生命對話，25個看見愛與祝福的告別故事 / 盧俊義著. -- 初版. -- 臺北市：啟示出版：英屬蓋曼群島商家庭傳媒股份有限公司城邦分公司發行, 2024.12
面； 公分. -- (智慧書系列 ; 33)

ISBN 978-626-7257-67-8 (平裝)

1.CST: 癌症 2.CST: 病人 3.CST: 生命終期照護

417.8 113018308

線上版讀者回函卡

智慧書系列33

離開前的最後一課：與癌末病人的生命對話，25個看見愛與祝福的告別故事

作　　者／盧俊義
企畫選書人／彭之琬、周品淳
總 編 輯／彭之琬
責任編輯／周品淳

版　　權／吳亭儀、江欣瑜
行銷業務／周佑潔、周佳葳、林詩富、吳藝佳、吳淑華
總 經 理／彭之琬
事業群總經理／黃淑貞
發 行 人／何飛鵬
法律顧問／元禾法律事務所 王子文律師
出　　版／啟示出版
台北市南港區昆陽街 16 號 4 樓
電話：(02) 25007008　傳真：(02)25007579
E-mail:bwp.service@cite.com.tw
發　　行／英屬蓋曼群島商家庭傳媒股份有限公司城邦分公司
台北市南港區昆陽街 16 號 5 樓
書虫客服服務專線：02-25007718；25007719
服務時間：週一至週五上午09:30-12:00；下午13:30-17:00
24小時傳真專線：02-25001990；25001991
劃撥帳號：19863813；戶名：書虫股份有限公司
讀者服務信箱：service@readingclub.com.tw
城邦讀書花園：www.cite.com.tw
香港發行所／城邦（香港）出版集團有限公司
香港九龍土瓜灣土瓜灣道86號順聯工業大廈6樓A室
電話：(852)25086231　傳真：(852)25789337　E-MAIL：hkcite@biznetvigator.com
馬新發行所／城邦（馬新）出版集團【Cite (M) Sdn Bhd】
41, Jalan Radin Anum, Bandar Baru Sri Petaling, 57000 Kuala Lumpur, Malaysia.
電話：(603) 90563833　傳真：(603) 90576622
Email: services@cite.my

封面設計／李東記
照片提供／和信治癌中心醫院
排　　版／芯澤有限公司
印　　刷／韋懋實業有限公司

■2024 年 12月19日初版
■2025 年 1月17日初版4刷
Printed in Taiwan

定價380元

城邦讀書花園
www.cite.com.tw

 ISBN 978-626-7257-67-8　978-626-7257-66-1 (EPUB)